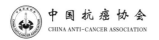

中国抗癌协会
CHINA ANTI-CANCER ASSOCIATION

粒子治疗

中国肿瘤整合诊治技术指南（CACA）

CACA TECHNICAL GUIDELINES FOR HOLISTIC INTEGRATIVE MANAGEMENT OF CANCER

2023

丛书主编：樊代明

主　编：王小虎　吴永忠　陈　明

尹　勇　孔　琳　张秋宁

U0244787

天津出版传媒集团

天津科学技术出版社

图书在版编目(CIP)数据

粒子治疗 / 王小虎等主编 . —— 天津：天津科学技术出版社, 2023.5

（"中国肿瘤整合诊治技术指南(CACA)"丛书 / 樊代明主编）

ISBN 978-7-5742-0908-4

Ⅰ.①粒… Ⅱ.①王… Ⅲ.①肿瘤—放射治疗学 Ⅳ.①R730.55

中国国家版本馆 CIP 数据核字(2023)第 039750 号

粒子治疗
LIZI ZHILIAO

策划编辑：方　艳
责任编辑：张建锋
责任印制：兰　毅

出　　版：天津出版传媒集团
　　　　　天津科学技术出版社
地　　址：天津市西康路35号
邮　　编：300051
电　　话：(022)23332390
网　　址：www.tjkjcbs.com.cn
发　　行：新华书店经销
印　　刷：天津中图印刷科技有限公司

开本 787×1092　1/32　印张 6.75　字数 100 000
2023年5月第1版第1次印刷
定价：86.00元

编委会

李 杰	李 强	李文辉	李 洋	李左峰	林小艺
刘宁波	刘锐锋	刘士新	刘宜敏	刘渊豪	刘志强
卢 冰	卢晓明	陆海军	陆嘉德	陆 军	路 顺
罗宏涛	马 彬	茅静芳	穆向魁	潘建基	祁伟祥
秦颂诚	邱 杰	邱献新	曲宝林	冉俊涛	邵春林
石 健	隋江东	孙世龙	孙新臣	唐劲天	田 源
汪 华	汪金泷	王 晖	王 谨	王 澜	王丽娜
王 培	王 平	王若峥	王 石	王骁踊	王小虎
王银霞	王 颖	王宇翔	王 征	吴德华	吴 昊
吴进盛	吴君心	吴永忠	伍 钢	夏 伟	谢金容
熊志成	徐本华	徐玉良	徐志勇	徐志渊	徐子程
杨道科	杨 婧	杨克虎	杨永净	杨禹坤	叶延程
易俊林	尹永智	尹 勇	余国政	郁志龙	袁太泽
袁响林	岳金波	张福泉	张红雁	张火俊	张秋宁
张秀春	张雁山	章 真	赵静芳	赵 仁	赵永涛
周 涛	周 伟	朱广迎	朱 骥	邹炳文	

审 校

樊代明	蒋国梁	潘建基	王小虎	吴永忠	易俊林
刘士新	张福泉	卢 冰	金 晶	尹 勇	李 强
路 顺	李文辉	朱 骥	徐本华	章 真	曲宝林
邓小武	杨道科				

编写秘书

刘锐锋	董 猛	杜天奇	王 茜	王丹丹	陈君茹
李 珊					

目录 Contents

第十章　前列腺癌的粒子治疗　·················101

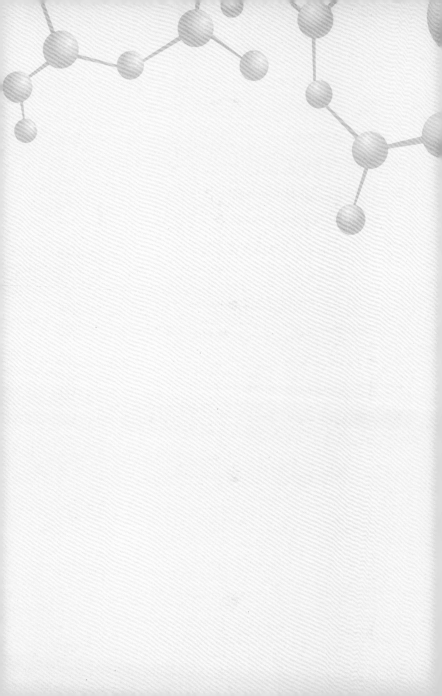

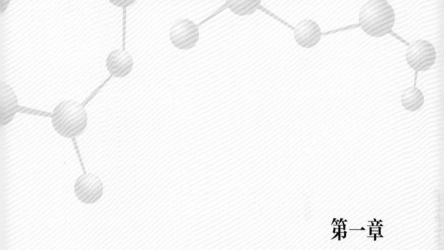

第一章

粒子治疗概论

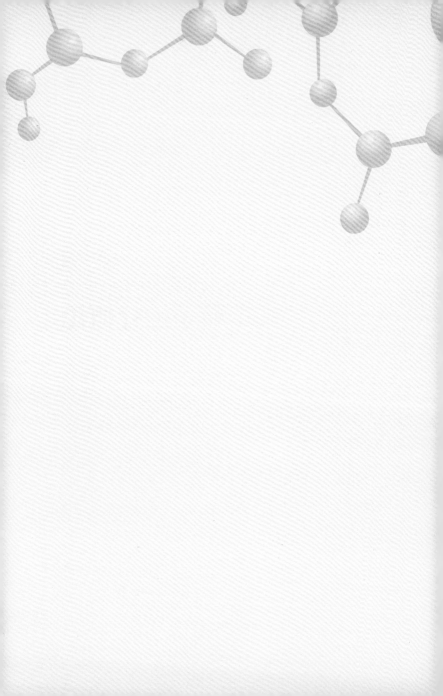

一、发展历史

粒子治疗是放射治疗的特殊类型，是利用荷能粒子线治疗肿瘤的一种先进放疗技术。粒子线包括质子、中子及氦、碳、硅和氩等离子束。目前用于肿瘤治疗主要有三种粒子线：质子治疗（proton therapy，PT）、碳离子治疗（carbon ion therapy，CIT）和硼中子俘获治疗（boron neutron capture therapy，BNCT）。

1946年，Wilson首次提出在放疗中使用质子束，通过在实验室回旋加速器研究加速质子的深度剂量分布，观察到质子剂量末端的能量沉积急剧增加，称为布拉格峰（Bragg peak）。1954年，美国伯克利国家实验室首次给患者提供质子治疗，1958年报道利用质子束照射26例晚期乳腺癌患者垂体的首次临床应用。之后，该技术一直仅限于物理实验室研究。直到1990年，Loma Linda大学医学中心（LLUMC）建成第一家以医院为基础的质子治疗中心并应用于临床。2001年，麻省总医院西北质子治疗中心（NPTC）开始运营。随后全球多家质子治疗中心运营，质子治疗才开始进入放疗实践。在这段历史中，质子治疗技术逐渐成熟，但图像引导技术及束流配送技术仍相对落后。随着2010年后锥形束CT（cone beam computerized tomography，CBCT）和室内CT（in-room CT）与质子治疗系统集成，图像引导质子治疗技术得到极大发展。

碳离子治疗于1994年在日本国家放射科学研究所（national institute of radiological sciences，NIRS）开始应用于临床。中国科学院近代物理研究所自1993年开始利用兰州重离子研究装置（HIRFL）提供的中能碳离子束，开始进行碳离子辐射生物学效应研究，历经近30年的科研攻关，具有自主知识产权的医用重离子加速器—碳离子治疗系统于2019年9月注册上市。碳离子的物理学剂量分布和生物学特征显著优于其他粒子，与常规光子放疗相比，具有显著放射物理学和生物学的优势。目前临床实践中，重离子治疗主要指碳离子治疗。PTCOG统计数据显示，截至2022年8月，全世界约有120个正在运行的粒子治疗中心，其中仅有13个中心拥有重离子治疗设备（其中日本7家，德国2家，中国2家，意大利1家，奥地利1家），其他中心均为质子治疗设备。2021年底，全球超过32万患者接受粒子治疗，较2020年底增长31935例；其中接受质子治疗的患者27.9万例，占总数的86.1%；接受碳离子治疗的患者4.1万例，占总数的12.7%；其余患者接受了He离子、π介子和其他离子治疗。

1936年，Locher首先提出硼中子俘获治疗概念，即应用热中子照射靶向聚集在肿瘤部位的 ^{10}B，^{10}B 俘获中子后产生重粒子α和 ^7Li，进而杀灭瘤细胞。BNCT技术产生的α线和 ^7Li 粒子与X线或γ线有很大区别，其辐射距离短（约为一个细胞长度），因此在瘤细胞内核反的α线与 ^7Li 粒子对周边正常组织影响很小；但BNCT所达到的生物效应却是X线或γ线2~3倍以上，且物理效应与X线及γ线相当。因此，放疗界期待利用BNCT在复发性及难治性肿瘤方面取得更好效果。

目前，全球重离子治疗设备生产厂家主要有中国（兰州科近泰基新技术有限责任公司）、日本（三菱、日立）、德国（西门子），中国科学院近代物理研究所及其产业化公司兰州科近泰基新技术有限责任公司研制的具有自主知识产权的医用重离子加速器于2019年9月获批注册上市，实现了世界最大型医疗器械的国产化。质子治疗设备生产厂家主要来自美国（瓦里安、Optivus、Accsys、ProNova、Protom、Mevion）、日本（日立、三菱、住友）和比利时（IBA），国产首台质子治疗系统

（上海艾普强粒子设备有限公司生产）于2022年9月注册上市。

在肿瘤粒子治疗规范化应用方面，虽然国际上有一些专著可作为参考依据，但缺乏规范性指南。随着我国粒子治疗迅速发展和治疗中心增加，肿瘤粒子治疗作为一种很有前景的放疗技术，其治疗适应证越来越多，目前缺乏适应我国国情和粒子治疗发展现状的指南来指导临床实践。

二、技术原理

（一）物理学特性

从物理学角度，光子射线（X、γ射线）不带电荷也无质量，而粒子束，如质子、重离子和中子等，具有一定的质量。光子治疗在近组织表面能量释放最大，随着穿过组织结构深度增加能量逐渐减少。而带电粒子束如质子和重离子会在入射组织后表现一个低剂量坪区，到达组织一定深度后沉积最大能量，即Bragg峰。根据肿瘤位置和大小，可调制展宽Bragg峰（spread-out bragg peak，SOBP），把SOBP准确地覆盖于肿瘤靶区，从而实现肿瘤较高剂量照射，而周围正常组织得到更好保护。由于质子和碳离子的线性能量传递（linear energy transfer，LET）不同，二者又各有特点。

质子的物理学特性：①纵向和横向方向上能形成近三维形状的剂量分布；②质子近似直线的能量沉积轨迹，其剂量半影较为锐利；③通过限定射程，质子束在Bragg峰远端边缘之外几乎不沉积任何剂量。

碳离子的物理学特性：①与常规光子线比较，具有倒转的深度剂量分布特征；②碳离子束在入射组织中多重散射效应小，束流横向散射也小；③束流配送灵活，由于带电粒子在磁场作用下会发生偏转，因而可根据实际情况采用灵活多样的束流配送系统形成不同扫描方式，如均匀扫描、笔形束扫描等；④中高能碳离子束贯穿靶物质时与靶原子核碰撞发生核反应产生放射性同位素，在短时间内发生衰变放出正电子，利用正电子发射断层扫描（PET）来监测正电子发生湮灭的位置。

中子属于高LET射线，因其不带电荷，不具有其他高LET射线的物理学特性。中子与人体组织中的原子核相互作用，在轨迹上发生电离现象而传递部分或全部能量。

（二）生物学特性

质子属于低LET射线，虽然具有Bragg峰的物理学特性，在放射生物学方面，其相对生物学效应（relative biological effectiveness，RBE）较低，约为光子射线的1.1倍。

碳离子为一种高LET射线，具有较高电离密度和辐射损伤导致高的DNA损伤率，以DNA双链损伤为主，导致细胞死亡率较高。碳离子具有以下生物学效应：较高的RBE，一般为光子射线的2~5倍；较低的氧增强比（oxygen enhancement ratio，OER），能有效治疗对光子射线抗拒的乏氧肿瘤；对细胞周期的依赖性小，对光子射线抗拒的S期细胞也具较高辐射敏感性。因此，碳离子辐射导致细胞死亡的模式更加多样，包括凋亡、坏死、自噬、衰老、加速分化、子代细胞延迟增殖死亡和旁效应细胞死亡等。鉴于以上物理和生物学特性，碳离子治疗多用较少分次治疗方案，缩短了治疗时间。

中子对乏氧细胞比较敏感，其OER较低，在常用能量范围内为1.1~1.6，因此能够有效杀伤乏氧肿瘤细胞；中子对细胞周期各个时相的细胞均有杀伤作用，因此比较适合治疗增殖较慢的肿瘤；中子照射后产生的亚致死性和致死性损伤的修复较少，不仅可以直接破坏肿瘤细胞核内的DNA，而且还可以损伤细胞的其他结构，导致复杂不易修复的损伤。

三、粒子治疗适应证

质子治疗的适应证较为广泛，几乎涵盖了光子放疗的所有疾病类型，在降低正常组织毒副反应方面具一定优势，更加适合于儿童肿瘤治疗。

碳离子由于其独特的物理学和生物学优势，对常规光子放射不敏感肿瘤、乏氧肿瘤、复发肿瘤的再程放疗及某些特殊部位的肿瘤的治疗方面具明显优势。

目前BNCT主要集中于治疗局部复发肿瘤，在颅内恶性肿瘤、头颈部肿瘤及皮肤和黏膜恶性黑色素瘤中BNCT均展现了突出的疗效优势。

根据目前现有研究结果，粒子治疗的适应证如下。

（一）颅脑肿瘤

1.颅底及上颈椎肿瘤（脊索瘤和软骨肉瘤）

2.脑膜瘤

3.高级别胶质瘤

（二）头颈部肿瘤

1.黏膜恶性黑色素瘤

2.腺样囊性癌

3.眼部肿瘤（脉络膜恶性黑色素瘤）

4.眶内肿瘤

5.鼻咽癌（包括首次根治性放疗和复发后的再程放疗）

6其他肿瘤：涎腺肿瘤、耳部肿瘤、鼻腔鼻窦癌、口腔癌等

（三）乳腺癌

碳离子治疗乳腺癌尚处探索阶段；具有放疗指征的乳腺癌患者均可选择质子治疗，在降低放疗相关不良反应方面具潜在优势。

（四）肺癌

1.早期周围型非小细胞肺癌（non-small cell lung cancer，NSCLC）

2.早期中央型NSCLC

3.寡转移或复发NSCLC

4.局部晚期NSCLC

（五）消化系肿瘤

1.肝细胞性肝癌

2.肝胆管细胞癌

3.肝转移癌（结直肠癌肝寡转移）

4.胰腺癌

5.直肠癌术后复发

6.碳离子治疗食管癌尚处探索阶段，可用质子行根治性放疗和同步放化疗

（六）泌尿系肿瘤

1.前列腺癌

2.肾癌

（七）妇科肿瘤

1.宫颈癌：包括质子根治性治疗、放疗后复发肿瘤的碳离子治疗

2.子宫内膜癌

3.妇科恶性黑色素瘤

（八）骨与软组织肿瘤

1.骶尾骨脊索瘤

2.躯干及四肢软组织肉瘤

3.骨肉瘤

（九）儿童肿瘤

质子治疗具有降低毒副反应优势，与常规放疗比，质子治疗更适合儿童肿瘤。包括儿童中枢神经系统肿瘤（髓母细胞瘤、室管膜瘤、胶质瘤、非典型畸胎瘤/横纹肌样瘤、颅咽管瘤、生殖细胞瘤）和非中枢神经系统肿

瘤（脊索瘤/软骨肉瘤、横纹肌肉瘤、尤文氏肉瘤、骨肉瘤、视网膜母细胞瘤、淋巴瘤、神经母细胞瘤和肾母细胞瘤）。碳离子治疗儿童肿瘤，建议开展临床研究。

四、粒子治疗禁忌证

粒子治疗的禁忌证相对较少，但治疗前仍要进行严格评估，当出现以下情况时不适宜接受粒子治疗。

（一）全身情况

（1）合并严重心、肺、肝、肾、血液或神经系统疾病或并发症。

（2）全身感染、败血症、脓毒血症未控者。

（3）治疗前各项常规检查不符合放射治疗基本要求者；

（4）癌症晚期合并严重贫血、消瘦、电解质紊乱，处于恶病质状态者。

（5）合并严重的精神及心理疾病，无法配合治疗者。

（二）肿瘤情况

（1）肿瘤晚期已出现广泛转移者，碳离子不宜作为姑息性治疗手段。

（2）昏迷、合并大量胸腹水、肿瘤所在脏器有穿孔、可能导致穿孔及大出血者为碳离子治疗绝对禁忌证。

（3）胃肠道等空腔脏器肿瘤、进展迅速的肿瘤为粒子治疗的相对禁忌证。

（4）照射部位有严重影响碳离子剂量计算的金属假体者。

（三）放射治疗情况

（1）短期内同一部位接受过放射治疗，或该部位已接受两次及以上放疗者。

（2）治疗部位已出现严重放射性损伤，如经久不愈的皮肤溃疡、放射性肺纤维化、放射性脏器坏死或严重管腔狭窄等。

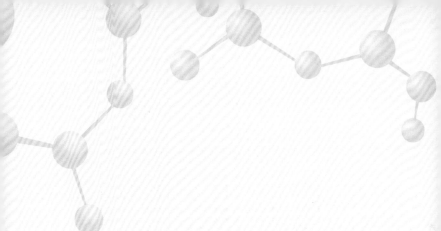

第二章

粒子治疗实施流程

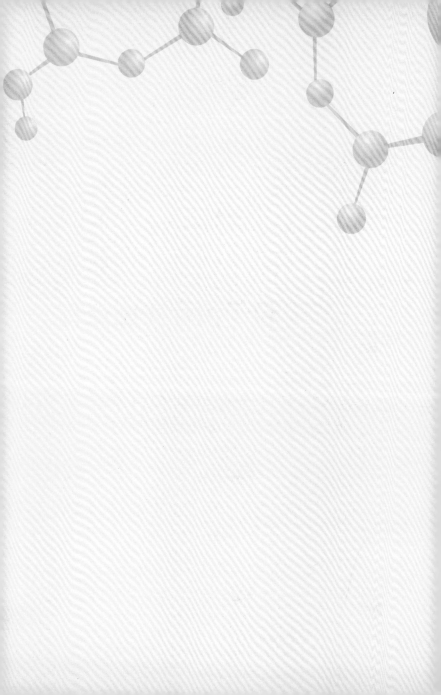

粒子治疗应充分利用粒子照射的物理优点和生物学优势，利用各个设备独有的束流配送系统，充分发挥各自的优点来实施治疗。

根据束流配送系统的不同，粒子治疗目前有均匀扫描和笔形束扫描两种治疗技术，后者可获得更好适形性。当前已有多种治疗计划系统，如 Raystation，HIPAN，Xio-N，CiPlan（国产），Syngo等可用于临床研究或实践。治疗计划设计可选择单野优化或调强（多野同时优化）方法进行计划优化，前者鲁棒性更好、后者适形更佳。重复扫描（rescanning）技术还可增加对运动靶区剂量投递的准确性。临床剂量定义为 RBE 加权剂量，其单位为 Gy（RBE）。DVH 同样适于粒子治疗计划评估，剂量分布标准一般为 95% 处方剂量线覆盖 99%CTV 体积，90% 处方剂量线覆盖 90%PTV 体积。

一、定位技术

CT图像是治疗计划设计的基础。粒子射线剂量分布受不同组织密度影响较大，精确地按治疗条件固定非常重要。根据各治疗中心束流配送系统特点及治疗头角度，结合肿瘤病变部位确定入射角度后，使用个体化固定装置。

体部肿瘤常用仰卧或俯卧位（取决于肿瘤位置），双手置于头顶上方或身体两侧，尽量避免侧卧位或斜位；眼部肿瘤治疗常用专用束流和治疗室，设计专用治疗椅采用坐位治疗。治疗床设计应充分考虑粒子治疗设备配送系统特点，允许床平面绕其纵轴旋转，配备能旋转的治疗舱、六维或机械臂治疗床，体位固定时可配合治疗床旋转来设计固定体位。

应用运动管理技术减少肿瘤运动及正常组织照射，胸部和腹部肿瘤采用呼吸门控系统进行治疗。目前多用由位置传感器、红外光标记物或压力变化监测等组成的呼吸感应系统监测和控制呼吸。

二、靶区定义及勾画

粒子治疗靶区定义同光子的靶区勾画原则，均按美国肿瘤放疗协作组织（radiation therapy oncology group，RTOG）的靶区勾画原则进行，要求在定位CT平扫图像上计算剂量，勾画靶区可采用图像融合技术，增强CT、MR、PET/CT等多种影像手段，并结合病史整合判断。大体肿瘤体积（gross tumor volume，GTV）为原发肿瘤和转移淋巴结；临床靶体积（clinical target volume，CTV）据肿瘤部位及性质，结合临床特点，在GTV上外扩，包括亚临床病灶和受累淋巴结区域，并据解剖学屏障予以调整；根据摆位误差和射程不确定性，再在CTV上外扩形成计划靶体积（planning target volume，PTV）。粒子不同于光子放疗，PTV需考虑射程不确定度的影响。根据肿瘤治疗深度不同，一般在射野侧方增加0.3~0.5 cm边界、沿入射方向增加0.7~1.0 cm边界。如采用碳离子联合光子或质子混合射线照射，靶区勾画同光子放疗，一般CTV采用光子或质子治疗，GTV采用碳离子推量。

三、危及器官限量

粒子治疗危及器官限量目前尚无统一标准，主要参照光子放疗数据。大分割治疗应参照立体定向体部放疗（stereotactic body radiation therapy，SBRT）治疗建议中各危及器官剂量限制要求，充分考虑各危及器官的早期和晚期毒副反应严格限制。参照国外（如日本MKM模型）和国内（如上海LEM模型）关于质子和碳离子治疗中危及器官的剂量限制，关注不同生物物理模型下危及器官的早晚期毒副反应，并进行相关研究（表2-1）。

表2-1　粒子治疗全身各危及器官剂量限制

危及器官	质子治疗剂量限制	碳离子治疗剂量限制
颅脑及头颈部肿瘤		
视通路（视交叉、视神经分别评估）	$D_1 < 54$ Gy（RBE）	$D_{20} < 30$ Gy（RBE）
脑干	$D_1 \leq 54$ Gy（RBE） $V60_{Gy(RBE)} < 1\%$ PRV	$D_{max} < 45$ Gy（RBE） $D_1 \leq 38.5$ Gy（RBE）
颞叶	$V60_{Gy(RBE)} \leq 1\%$	$V40_{Gy(RBE)} < 7.66$ cc $V50_{Gy(RBE)} < 4.66$ cc
脊髓	$V50_{Gy(RBE)} < 1\%$ PRV $D_{max} < 45$ Gy（RBE）	$D_{max} < 30$ Gy（RBE） $D_1 \leq 31.5$ Gy（RBE）
眼球	$D_{mean} < 35$ Gy（RBE）	$D_{mean} < 30$ Gy（RBE）
晶体	$D_{mean} < 6$ Gy（RBE） $D_1 < 8$ Gy（RBE）	$D_1 < 6$ Gy（RBE）
耳蜗	$V55_{Gy(RBE)} < 5\%$ $D_{mean} < 36$ Gy（RBE）	$D_{mean} < 30$ Gy（RBE）
腮腺	$D_{mean} < 25$ Gy（RBE）（双侧） $D_{mean} < 20$ Gy（RBE）（单侧） $V20_{Gy(RBE)} < 0.2$ cc（双侧） $V30_{Gy(RBE)} < 50\%$（单侧）	$D_{mean} < 21$ Gy（RBE）（双侧） $D_{mean} < 18$ Gy（RBE）（单侧）
颞颌关节	$D_{mean} < 35$ Gy（RBE）	$D_{mean} < 30$ Gy（RBE）
胸部肿瘤		
脊髓	$V50_{Gy(RBE)} < 1\%$ PRV $D_{max} < 45$ Gy（RBE）	$D_{max} < 45$ Gy（RBE）

危及器官	质子治疗剂量限制	碳离子治疗剂量限制
心脏和心包	$D_{mean}<26$ Gy(RBE) $V40_{Gy(RBE)}<40\%$ $V30_{Gy(RBE)}<50\%$	$D_{max}<72$Gy(RBE) $D_{max}<40$Gy(RBE)(5 Gy(RBE)/F)
食管	$D_{mean}<34$ Gy(RBE), $V50_{Gy(RBE)}\leqslant50\%$	$D_{max}<60$ Gy(RBE) $D_{max}<40$ Gy(RBE)(5 Gy(RBE)/F)
全肺	$V20_{Gy(RBE)}<30\%$ $D_{mean}<20$ Gy(RBE)	$D_{mean}<14$ Gy(RBE) 和(对于每个肺) $V20_{Gy(RBE)}<20\%$ $V10_{Gy(RBE)}<30\%$ $V5_{Gy(RBE)}<40\%$
气管(任意点剂量)	$D_{max}<63$ Gy(RBE)	$D_{max}<63$ Gy(RBE)
腹部肿瘤 (质子治疗为常规分割模式下OAR剂量限制;碳离子治疗为单次剂量在3~5 Gy(RBE),治疗次数12~16次治疗模式下OAR剂量限制)		
肝脏	$D_{mean}\leqslant30$ Gy(RBE) $V30_{Gy(RBE)}\leqslant30\%$	非肝硬化肝,正常肝MLD < 30 Gy(RBE); 肝硬化(Child-Pugh A),正常肝脏 MLD < 23 Gy(RBE)
肾脏	$D_{mean}\leqslant18$ Gy(RBE) $V12_{Gy(RBE)}\leqslant55\%$ $V20_{Gy(RBE)}<33\%$	单肾,$V18_{Gy(RBE)}<80\%$; 双肾,一个 >20 Gy(RBE),另一个 $V18_{Gy(RBE)}<10\%$

粒子治疗

第二章 粒子治疗实施流程

中国肿瘤整合诊治技术指南（CACA）

危及器官	质子治疗剂量限制	碳离子治疗剂量限制
胃	$D_{max} \leq 54$ Gy(RBE) $V50_{Gy(RBE)} \leq 2\%$ $V45_{Gy(RBE)} \leq 25\%$	$V58_{Gy(RBE)} < 0.03$ cc； $V50_{Gy(RBE)} < 5$ cc； $V45_{Gy(RBE)} < 30$ cc
十二指肠	$D_{max} \leq 55$ Gy(RBE) $V45_{Gy(RBE)} \leq 25\%$	$V59_{Gy(RBE)} < 0.03$ cc； $V56_{Gy(RBE)} < 5$ cc； $V45_{Gy(RBE)} < 30$ cc
小肠	$D_{max} \leq 60$ Gy(RBE) $V54_{Gy(RBE)} \leq 2\%$ $V50.4_{Gy(RBE)} \leq 5\%$ $V45_{Gy(RBE)} \leq 25\%$	$V58_{Gy(RBE)} < 0.03$ cc； $V50_{Gy(RBE)} < 10$ cc； $V45_{Gy(RBE)} < 30$ cc
脊髓	$D_{max} \leq 45$ Gy(RBE) $V50_{Gy(RBE)} < 1\%$ PRV	$D_{max} \leq 45$ Gy(RBE) $V50_{Gy(RBE)} < 1\%$ PRV
盆腔肿瘤		
大肠	—	$D_{max} < 83\%$ 处方剂量
直肠	低危患者： $V50_{Gy(RBE)} < 35\%$ $V60_{Gy(RBE)} < 25\%$ $V70_{Gy(RBE)} < 15\%$ 中危患者： $V50_{Gy(RBE)} < 40\%$ $V60_{Gy(RBE)} < 30\%$ $V70_{Gy(RBE)} < 20\%$	$D_{mean} < 50$ Gy(RBE) $D_{max} < 66$ Gy(RBE) $D_5 < 60$ Gy(RBE) $D_{10} < 50$ Gy(RBE) 注：前列腺癌 63~66 Gy(RBE)/20F 分割方案的剂量限制
膀胱	$V65_{Gy(RBE)} < 25\%$ $V40_{Gy(RBE)} < 50\%$	
股骨头	$D_{max} < 50$ Gy(RBE) $D_{mean} < 18$ Gy(RBE)	$V45_{Gy(RBE)} < 40\%$ $D_{max} < 50$ Gy(RBE)

【注释】质子治疗的 OAR 剂量限制根据光子 IMRT 的剂量限制换算而

来。碳离子治疗的 OAR 剂量限制推荐主要参考 NIRS 碳离子治疗临床试验中的限制剂量。

四、位置验证

各种粒子治疗设备应具影像引导系统，多采用 CBCT 或 DR 影像引导设备进行位置验证，并与治疗床控制系统进行关联，实现在线校位。要求校正治疗床位置直至各方向上验证图像与参考图像上显示的组织或器官的位置差异小于 3 mm，方可实施治疗。

另外，由于质子重离子治疗中与靶物质原子核碰撞会产生放射性同位素，并且在短时间内发生衰变放出正电子，因此可利用 PET 监测正电子位置，实现粒子实际剂量分布的验证。有条件单位可开展 PET 对粒子治疗实际剂量分布验证的研究。

五、照射技术

粒子治疗根据扫描方式不同分为均匀扫描（uniform scanning，US）和笔形束扫描（pencil beam scanning，PBS），不同粒子设备具有不同扫描方式，根据病变部位及肿瘤特点选择适合的扫描方式。从靶区适形性和剂量准确性要求，首选 PBS，能实现调强质子治疗（intensity modulated proton therapy，IMPT）和调强碳离子治疗

(intensity modulated carbon ion therapy，IMCT)。无 PBS 者，采用均匀扫描方式。治疗中采用呼吸运动管理技术。

六、不同部位肿瘤治疗剂量

质子治疗适应证与光子基本一致，治疗方案参照光子治疗剂量分割模式，质子治疗儿童肿瘤主要参照《儿童肿瘤质子治疗国际共识》的治疗建议。

碳离子治疗尚无标准治疗方案，多种治疗模式均处临床研究阶段，目前主要临床经验来自日本，国内上海质子重离子医院探索出部分常见肿瘤的上海方案（分别见表2-2和表2-3）。

表2-2 日本NIRS碳离子治疗肿瘤剂量分割模式（MKM模型）

部位	疾病类型	总剂量 [Gy(RBE)]	分割次数	单次剂量 [Gy(RBE)]	治疗时间（周）
头颈肿瘤	腺癌、ACC、MMM	57.6	16	3.6	4
		64.0	16	4.0	4
	肉瘤	70.4	16	4.4	4
颅底肿瘤	脊索瘤、软骨肉瘤	60.8	16	3.8	4
眼部肿瘤	脉络膜恶性黑色素瘤	70.0	5	14.0	1

部位	疾病类型	总剂量 [Gy(RBE)]	分割次数	单次剂量 [Gy(RBE)]	治疗时间(周)
眼部肿瘤	睑板腺 ACC/腺癌	52.8	12	4.4	3
肺癌	周围型(T1-2N0M0)	50.0	1	50.0	1天
		60.0	4	15.0	4天
	纵隔淋巴结	48.0	12	4.0	3
	早期肺门型肿瘤(T1-2N0M0)	68.4	12	5.7	3
	局部进展期(T1-3N1-2M0)	72.0	16	4.5	4
肝癌	HCC	48.0	2	24.0	2天
	直肠癌肝转移	58.0	1	58.0	1天
骨与软组织肿瘤	骨肉瘤	70.4	16	4.4	4
	脊索瘤、软骨肉瘤	67.2	16	4.2	4
	脊柱、脊柱旁	64.0	16	4.0	4
前列腺癌	低危/中危/高危	57.6	16	3.6	4
		51.6	12	4.3	3
胰腺癌	局部不可切除	55.2	12	4.6	3
	术前碳离子治疗+吉西他滨化疗	36.8	8	4.6	2

续表

部位	疾病类型	总剂量 [Gy(RBE)]	分割次数	单次剂量 [Gy(RBE)]	治疗时间（周）
直肠癌	无放疗史的术后复发病例	73.6	16	4.6	4
	盆腔复发肿瘤再程放疗	70.4	16	4.4	4
宫颈癌	全盆腔	36	12	3	4
	原发灶+阳性淋巴结	15	5	3	
	肿瘤病灶	16~19.2	4	4~4.8	

【注释】以上剂量分割模式参考 Tsujii H 等主编的 *Carbon-Ion Radiotherapy：Principles，Practices，and Treatment Planning* 中各肿瘤的剂量分割模式推荐

【缩略词】MMM，黏膜恶性黑色素瘤；ACC，腺样囊性癌；HCC，肝细胞肝癌

表 2-3　上海质子重离子医院常见肿瘤质子、碳离子治疗剂量分割模式（LEM模型）

部位	疾病类型	总剂量 [Gy(RBE)]	分割次数	单次剂量 [Gy(RBE)]	治疗时间（周）
头颈	ACC	P：56 C：17.5	P：28 C：5	P：2.0 C：3.5	6.6
		C：70	20	3.5	4
	MMM	C：70	20	3.5	4

部位	疾病类型	总剂量 [Gy(RBE)]	分割次数	单次剂量 [Gy(RBE)]	治疗时间(周)
头颈	葡萄膜恶性黑色素瘤	C：45	5	9	1
	软组织肉瘤	C：70	20	3.5	4
	复发NPC	C：63	21	3.0	4.2
	初诊鼻咽癌	P或X：56 C：17.5	P或X：28 C：5	P：2.0 C：3.5	6.6
	头颈部鳞癌	P或X：56 C：17.5	P或X：28 C：5	P：2.0 C：3.5	6.6
	头颈部肿瘤术后放疗	P：56~66	28~33	2.0	5.6~6.6
		C：60~63	20~21	3.0~3.5	4~4.2
颅内肿瘤	高级别胶质瘤	P：60	30	2.0	6
	胶质母细胞瘤（临床试验中）	P：60 C：15	P：28 C：3	P：2.0 C：5.0	7
	低级别胶质瘤	P：54	27	2.0	5.4
	脑膜瘤	P：50~60	25~30	1.8~2.0	5~6
	垂体瘤	P：54~60	27~30	2.0	5.4~6
颅底	脊索瘤、软骨肉瘤	P：70	35	2.0	7
		C：70	20	3.5	4
肺	早期周围型（T1-2N0M0）	C：60~68	8	7.5~8.5	<2
	早期中间型（T1-2N0M0）	C：60~70	10	6.0~7.0	2

部位	疾病类型	总剂量 [Gy(RBE)]	分割次数	单次剂量 [Gy(RBE)]	治疗时间（周）
肺	早期中央型（T1-2N0M0）	C：75~80	20	3.5~4.0	4
	局部晚期（T1-4N1-3M0）	C：79.2~80	20-22	3.6~4.0	4~4.2
肝	HCC	C：65	10	6.5	2
	直肠癌肝转移	C：65	10	6.5	2
骨与软组织	术后辅助放疗	P：50 C：20	P：25 C：5	P：2.0 C：4.0	6
	脊索瘤、软骨肉瘤	C：70.4	16	4.4	3.1
	脊柱、脊柱旁	C：72	18	4.0	3.6
泌尿系统	前列腺癌 cT1-3N0M0	C：65.6	16	4.1	3.2
	前列腺癌 cT1-3N1-2M0	P：46 C：32	P：23 C：8	P：2.0 C：4.0	7
胰腺	局部不可切除	C：67.5	15	4.5	3
直肠癌	无放疗史的术后复发	C：67.5	15	4.5	3
	盆腔肿瘤再程放疗	C：67.5	15	4.5	3
宫颈癌	全盆腔原发灶+阳性淋巴结肿瘤病灶	P：46 C：15 C：20~22	P：23 C：5 C：5	P：2.0 C：3.0 C：4~4.4	7

【注释】以上剂量分割模式参考上海市质子重离子医院实际治疗中各

肿瘤的剂量分割模式

【缩略词】P，质子治疗；C，碳离子治疗；X，X线放疗；MMM，黏膜恶性黑色素瘤；ACC，腺样囊性癌；HCC，肝细胞肝癌

七、粒子治疗并发症

粒子治疗并发症与常规光子射线毒性谱和处理措施基本相同，但因物理剂量分布优势，粒子治疗所致严重不良反应发生率低于传统光子放疗。由于碳离子治疗的正常组织限量尚未明确，建议及时监测及详细记载粒子治疗后的毒性反应，以便建立危及器官的剂量-效应关系并积累基础数据，对危及器官受高剂量照射后远期毒性需密切观察。

（一）头颈肿瘤粒子治疗常见并发症

与光子放疗比，粒子射线放疗可减少视网膜、视神经、视交叉、耳蜗、腮腺、脑干的剂量，降低急性口腔黏膜炎、长时间口干等毒副反应发生率，晚期脑损伤率也显著降低（如颅底恶性肿瘤晚期脑损伤发生率低于3%），显著提高患者治疗耐受性及生活质量。前瞻性研究表明，质子治疗鼻咽癌的3级黏膜反应为11%，远低于光子调强放疗（IMRT）的30%~40%，且无4级以上毒副反应。碳离子临床报道较少，现有国际各中心报道

显示碳离子射线放疗降低不良反应更具优势，晚期不良反应发生率约为1%~7%，且多为轻至中度。再程碳离子射线放疗晚期严重毒副反应比再程光子放疗有大幅降低（大于或等于3级毒副反应发生率约7%）。随着粒子治疗持续进展，将显示更多优势。

（二）胸部肿瘤粒子治疗常见并发症

接受粒子治疗的早期肺癌，3级以上放射性肺炎发生率低于光子线SBRT。对伴间质性肺炎者，粒子治疗后放射性肺炎比例会增高。

对局部晚期肺癌，粒子治疗后最常见并发症是放射性肺炎及放射性食管炎。前瞻性研究发现，碳离子治疗2级放射性肺炎发生约6%，3级约2%，3级气管食管瘘发生率约2%。局部复发的NSCLC经再程碳离子治疗后，仅约2.1%患者出现3级放射性肺炎。

同期化疗可能增加粒子治疗毒性反应，特别是同期放化疗期间肿瘤缩小会导致靶区后方食管或脊髓等遭受高于计划剂量的照射，需特别注意，要采用自适应放疗技术。

（三）腹盆部肿瘤粒子治疗常见并发症

肝癌粒子治疗最常见并发症主要为肝毒性，治疗前基础肝功能差，肝储备功能不良，曾接受过放疗的患者发生率更高。因此，治疗前肝功能评估至关重要。其次为胆管系统损伤，包括肝管炎或胆管狭窄（14%~28%），还包括胃肠道毒性，可能出现出血性十二指肠炎，结肠出血性溃疡和食管炎（1%~7%）。当肝肿瘤靠近胸壁，特别是周围型肿瘤，肋骨骨折和胸壁疼痛综合征是潜在毒性风险，可能对肿瘤患者生活质量产生不利影响，出现肋骨骨折的中位时间约为2年。

胃肠道毒性是胰腺癌质子治疗相关的主要不良反应，表现为恶心、呕吐、腹痛等，重者可出现胃肠出血及穿孔，3级以上不良反应发生率占3%~12%。放疗诱发胃肠溃疡是引发胃肠相关症状的病因，其中胃窦部高达51%，十二指肠水平部占39%。

前列腺癌粒子治疗最常见并发症是放射性肠炎及膀胱炎。日本NIRS前列腺及精囊局部质子治疗的结果未发现≥3级不良反应，直肠（gastrointestinal，GI）和泌尿生殖系统（genitourinary，GU）2级反应仅为2.0%和4.1%。

直肠癌和宫颈癌粒子治疗最常见并发症是放射性肠

炎及膀胱炎，与传统疗法相比，粒子治疗毒性反应控制有一定优势，但仍需研究。

（四）四肢骨与软组织肿瘤粒子治疗并发症

粒子治疗同光子一样，也会出现并发症：术后切口延迟愈合、骨与软组织生长发育异常、肢体不等长（差距在2~6 cm 者，使用增高鞋，否则需行手术矫正）、受累骨骨质疏松、骨折风险增高、关节纤维化致功能障碍、软组织水肿、化疗药引发放疗回忆反应、皮肤褪色和/或毛细血管扩张、继发第二肿瘤等，缺乏同光子放疗直接比较数据。

八、疗效评估及随访

粒子治疗后疗效评价手段与光子放疗基本相同，对所有病例，依据实体瘤反应评价标准（response evaluation criteria in solid tumors，RECIST）进行基线及放疗后疗效评估，前2年每3~4个月，其后每6个月随访一次。每次随访包括病史、体检、肿瘤部位相关影像学检查（按需完成CT、MRI、骨扫描或PET/CT等）、实验室检查、肿瘤标志物等。采用CTCAE V5.0 及 RTOG 标准进行毒副反应评估。所有粒子治疗病例均纳入研究，特别是碳离子与质子、光子比较的临床研究，详细记录粒子治疗近期疗效及长期生存结果，密切关注治疗相关急性及晚期毒副反应，为粒子治疗提供更多经验和研究数据。

第二章 粒子治疗实施流程

第三章

颅脑肿瘤的粒子治疗

一、概述

颅脑肿瘤主要起源于中枢神经系统（central nervous system，CNS），来源于颅内各种组织，常见类型包括脑膜瘤和胶质瘤。脑膜瘤为最常见颅内良性肿瘤，胶质母细胞瘤为最常见颅内恶性肿瘤。质子治疗可更好保护颅内重要组织如脑干及视神经，已用于胶质瘤、脑膜瘤、听神经瘤、颅咽管瘤和垂体瘤治疗。目前尚无直接对比光子和质子的前瞻性临床研究。重（碳）离子剂量分布优于光子和质子，LET更大，生物学效应更高，但碳离子对脑组织损伤尚不清楚，尤其对良性颅内肿瘤，单纯碳离子治疗用于颅内肿瘤要非常慎重。

二、粒子治疗适应证

广义上，光子放疗在神经系肿瘤的适应证均适于质子治疗。对部分预后不佳的颅底恶性肿瘤（如颅底恶性脑膜瘤），碳离子治疗只在探索中，不建议单独用于颅内肿瘤。

三、粒子治疗禁忌证

质子治疗禁忌证同常规光子放疗，因稀缺性及性价比，下列情况不建议质子治疗：①接受过2次及以上常规光子放疗；②再程放射治疗与首程间隔小于6个月；

③接受过放射性粒子植入治疗；④多发远处转移未控；⑤合并重要器官系统严重疾病，无法耐受放疗；⑥一般状况差，无法耐受放疗；⑦妊娠期间（经血清或尿β-HCG证实）。

四、粒子治疗方式

①笔形束扫描质子/重离子照射；②被动散射质子/重离子照射；③调强质子/重离子照射；④适形质子/重离子照射；⑤立体定向放射治疗。

五、放疗靶区定义

粒子放射靶区（GTV和CTV）同光子放射，据解剖部位及病理类型定义。

六、放疗剂量

最佳粒子放射治疗方案尚未明确，还在探索中。

（一）质子治疗

建议采用与光子放疗相同的放射剂量。

（二）碳离子治疗

碳离子放射脑组织的生物学效应尚不明确，不建议全程碳离子放射治疗颅内肿瘤。颅底恶性肿瘤（如恶性脑膜瘤、脊索瘤等），建议全程碳离子治疗，总剂量60~72 Gy（RBE），分割剂量3~4 Gy（RBE）。

（三）质子/碳离子联合放疗

对颅底恶性肿瘤，可用质子治疗 50~56 Gy（RBE）/ 25~28F（分割剂量 2 Gy（RBE）/次）联合碳离子治疗 15~20 Gy（RBE）（分割剂量 3~4 Gy（RBE）/次）。对恶性度极高且术后残留的 WHO 4 级胶质瘤，可用质子治疗 60 Gy（RBE）/30F（分割剂量 2 Gy（RBE）/次）。对可见残留肿瘤（非重要功能区）给予碳离子治疗 15 Gy（RBE）（分割剂量 5 Gy（RBE）/次）。

七、危及器官限量

目前无证据对质子治疗神经系恶性肿瘤危及器官受量作出限制，相关临床研究主要参考 RTOG 标准：脑干 D_{max}<54 Gy（RBE）；视神经和视交叉 D_{max}<54 Gy（RBE）；脑≤1% 体积<65 Gy（RBE）；视网膜 D_{max}<50 Gy（RBE）、D_{mean}<35 Gy（RBE）；脊髓 D_{max}<45 Gy（RBE）；晶体 D_{mean}<6 Gy（RBE）；眼球 D_{max}<50 Gy（RBE）、D_{mean}<35 Gy（RBE）。

八、不良反应

颅内肿瘤质子治疗剂量学研究发现，与 IMRT/动态容积调强放疗（volumetric arc therapy，VMAT）比，IMPT 能更好保护正常组织。Adeberg 等研究发现，IMPT 对全脑、脑干、对侧海马、幕上、幕下、垂体和对侧脑室的平均剂量降低分别为20.2%、67.7%、98.9%、14.2%、91.0%、52.9%、62.7%；与VMAT比，IMPT对全脑、脑干、对侧海马、幕上、幕下、垂体和对侧脑室的平均剂量降低分别为22.7%、22.7%、28.1%、98.7%、20.8%、77.0%、52.5%、66.7%。同3D适形治疗（three dimentional conformal radiotherapy，3D-CRT）比，立体定向放疗（stereotactic radio-surgery，SRS）调强放疗（IMRT），PBS的质子治疗或者被动散射质子治疗（passive scattering proton therapy，PSPT）治疗颅内肿瘤，PBS和PSPT能更好降低如脑干、同侧视神经和眼睛的平均剂量，质子治疗可提供高度适形治疗，尤其适合多个、较大不适于光子SRS的病灶。

第四章

头颈部肿瘤的粒子治疗

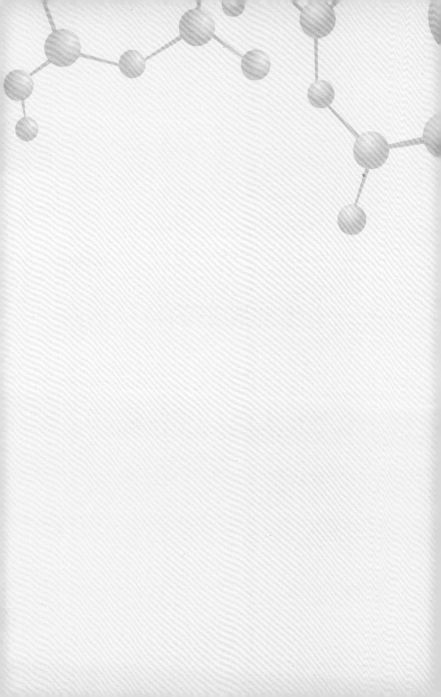

一、概述

头颈部解剖结构复杂且特别，包括眼、耳、鼻、咽喉、口腔颌面等与视、听、言语、呼吸、消化相关功能的结构，危及器官多。质子及重（碳）离子放疗，尤其基于笔形束扫描术的调强质子/重离子治疗具更高适形性，既保证靶区剂量覆盖，更利于危及器官保护。此外，碳离子射线具更高生物学效应，对常规放射抵抗恶性肿瘤优势明显。因此，对头颈部恶性肿瘤，如鼻腔鼻窦恶性肿瘤、鼻咽癌、口咽癌、下咽癌具一定优势。

二、粒子治疗适应证

广义上，光子放疗头颈部肿瘤适应证均适于粒子治疗。尤其对无法或拒绝手术、术后残留或复发性病灶，及病理类型为腺样囊性癌、脊索瘤、软组织肉瘤、恶性黑色素瘤等。研究表明，碳离子射线在挽救性再程放疗疗效及安全性均具明确优势。

三、粒子治疗禁忌证

粒子治疗禁忌证同常规光子放疗，前者因其稀缺性及性价比，下列情况不建议应用：①接受过2次及以上头颈部常规光子放疗；②再程放疗与首程放射治疗间隔小于6个月；③接受过头颈部放射性粒子植入治疗；④多发远处转移未控、肿瘤进展；⑤合并重要器官系统严重疾病，无法耐受放疗；⑥一般状况差，无法耐受放疗；⑦妊娠期间（经血清或者尿β-HCG证实）。

四、粒子治疗方式

①笔形束扫描质子/重离子照射；②被动散射质子/重离子照射；③调强质子/重离子照射；④适形质子/重离子照射。

五、放疗靶区定义

粒子放射靶区（GTV和CTV）同光子放疗，据解剖部位及病理类型而定。

六、放疗剂量

据肿瘤解剖部位、放射敏感性用不同线束放射，最佳粒子放射方案在探索中。

放射高度敏感肿瘤：如鼻咽癌、口咽癌（尤其HPV+口咽癌）、诱导化疗后近完全消退的头颈部鳞癌。建议全程质子放射[剂量分割同光子放射，66~70 Gy（RBE），1.8~2.0 Gy（RBE）/F]，亦可采用质子[56 Gy（RBE）/28F]或光子（56 Gy/28F）联合碳离子[15~17.5 Gy（RBE）/5F]治疗。

放射中度敏感肿瘤：诱导化疗后无明显消退的鼻咽

癌、头颈部鳞癌、大多数口腔癌。建议质子[56 Gy（RBE）/28F]联合碳离子治疗[15~17.5 Gy（RBE）/5F]，部分可采用全程碳离子治疗[70 Gy（RBE）/20F]。

放射相对不敏感肿瘤：腺样囊性癌、软组织肉瘤、恶性黑色素瘤等。建议全程碳离子治疗66~72 Gy（RBE），分割剂量3~4 Gy（RBE），或质子[56 Gy（RBE）/28F]联合碳离子治疗[15~17.5 Gy（RBE）/5F]。

再程放疗：首选碳离子治疗，充分考虑首程放疗剂量对正常组织损伤，尽量给予高剂量放疗。如鼻咽癌根治性放疗后，建议根据复发病灶大小和解剖部位，给予60~66 Gy（RBE）/20~22F。

七、危及器官限量

适用于首程放疗，见本指南第二章表2-1。

八、不良反应

与光子放疗比，质子治疗可减少正常组织（如视网膜、视神经、视交叉、耳蜗、腮腺、脑干）剂量，降低急性口腔黏膜炎、长时间口干等毒副反应发生率，晚期脑损伤率也显著降低（如颅底恶性肿瘤晚期脑损伤发生率低于3%），可显著提高治疗耐受性及生活质量。由于碳离子临床报道较少，现有国际各中心临床报道显示碳离子治疗在降低不良反应更具优势，晚期不良反应发生率约为1%~7%，且多为轻至中度毒副反应。再程放疗中碳离子射线放疗的晚期严重毒副反应比再程光子放疗大幅降低（3级及以上毒副反应发生率约7%）。

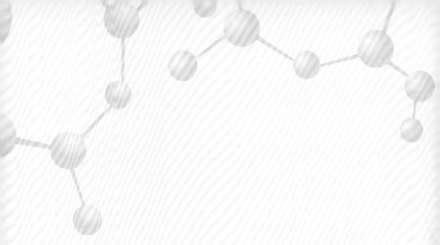

第五章

乳腺肿瘤的粒子治疗

一、概述

质子治疗具有独特物理剂量学特点，主要是：①入射剂量低；②放射线达到一定深度（肿瘤区域）释放最大能量（布拉格峰，Bragg peak）；③肿瘤后方无剂量沉积。因此，质子治疗在靶区剂量分布和对危及器官（organ at risk，OAR）的保护具潜在优势，对肿瘤放疗有广泛适用范围及发展前景。目前乳腺恶性肿瘤质子治疗临床研究发现：具有放疗指征的乳腺癌患者均可从质子治疗中有剂量学获益，但对于生存及远期不良反应，仍缺高级别证据。相关Ⅲ期临床试验正在开展，期待可为乳腺癌质子治疗提供更多临床数据。碳离子治疗乳腺恶性肿瘤的临床数据非常缺乏，仅有一项来自NIRS前瞻性Ⅰ期剂量爬坡临床研究。也期待为碳离子治疗乳腺癌奠定基础。

二、质子治疗适应证

所有具放疗指征的乳腺癌患者均可选择质子治疗，在降低放疗相关不良反应具潜在优势。目前质子治疗费用昂贵且缺乏长期生存相关数据，临床实践中应选择可发挥质子治疗优势的人群：①用目前技术无法同时达到满意靶区剂量分布和OAR剂量限制；②预期可能出现较严重放疗相关心肺不良反应，质子治疗可体现明显优于光子治疗的剂量学优势。如有心肺基础疾病、左侧乳腺癌、同期使用心脏毒性的全身治疗药物（抗HER2靶向治疗和蒽环类药物等）、预期寿命大于15~20年等；③需再程放疗者。

三、质子治疗禁忌证

无绝对禁忌证。相对禁忌证：①合并重要器官的严重疾病，无法耐受放疗；②妊娠及哺乳期妇女。

四、质子治疗计划制定与实施

（一）质子治疗方式

①被动散射质子治疗（passive scattering proton therapy，PSPT）；②笔形束扫描（PBS），其中包含调强质子治疗（IMPT）。

（二）放疗靶区定义

推荐：大于或等于50岁，T1，无BRCA1/2基因突变，无新辅助治疗，雌激素受体阳性，无淋巴脉管侵犯，EIC阴性，单中心，切缘大于或等于2 mm且无腋窝淋巴结转移的浸润性导管癌或其他预后良好的浸润性癌，或满足以下条件的单纯导管原位癌：体检发现、低中级别、肿瘤小于2.5 cm且切缘大于或等于3 mm。

靶区勾画参考光子放疗的勾画标准。对于胸壁CTV，上下界分别为锁骨头下界和对侧乳房皱褶下 1~1.5 cm，内侧界为胸肋关节，外侧界参考临床体检+腋中线，前后界分别为皮肤表面和肋胸膜交界。对于全乳CTV，上下界分别为乳房上界和乳房皱褶下 1~1.5 cm，内侧界为胸肋关节，外侧界参考临床体检+腋中线，前后界分别为皮下 0.5 cm 和胸肌表面。对部分乳腺照射靶区：CTV 包括瘤床（血清肿、金属标记）+1.5 cm，收至乳房皮下 0.5 cm；PTV=CTV+0.5 cm，收至皮下 0.5 cm。区域淋巴结 CTV 和瘤床加量靶区分别见表 5-1 和表 5-2。

表 5-1　区域淋巴结 CTV 勾画参考解剖边界

	上界	下界	内界	外界	前界	后界
锁骨上	环状软骨下缘	锁骨头出现层面上颈-锁骨下静脉交汇处	颈内动脉或颈内静脉的内缘	锁骨头内缘或皮下 5 mm	胸锁乳突肌深面	颈内动脉背面或前斜角肌腹面或中斜角肌腹面
腋窝Ⅲ组（锁骨下区）	喙突	腋静脉	锁骨，肋骨，颈-锁骨下静脉交界的外缘	胸小肌内缘	胸大肌背面	肋骨前缘或锁骨下动脉和腋血管的背面

	上界	下界	内界	外界	前界	后界
内乳	颈－锁连接上缘	第4肋骨	胸大肌背面，胸骨背面	胸膜或内乳血管背侧7 mm	胸膜或内乳血管外侧7 mm，头臂静脉外缘	胸膜或内乳血管内侧7 mm，头臂静脉内缘

表5-2　瘤床加量靶区勾画

GTV	包括血清肿和手术钛夹标记
CTV	GTV外扩1 cm,范围不超过全乳PTV

（三）正常组织勾画

（1）心脏：上界至肺动脉干分叉下，下界至心尖，包括心包，不包括肺动脉干、升主动脉和上腔静脉。

（2）双侧肺组织：在肺窗上勾画，左右肺分开勾画，包括从肺门伸入肺组织的小血管，不包括肺门、气管、支气管等纵隔结构，可以利用计划系统中的肺组织自动勾画功能进行快速勾画。

（3）脊髓：基于椎管的骨性界限勾画，上界至颅底，下界至第二腰椎下缘。

（4）肱骨头：在骨窗上勾画，包括整个肱骨头。

（四）放疗剂量

乳腺癌质子治疗剂量均参考传统光子治疗剂量：全乳/胸壁 50 Gy（RBE）/25F，瘤床 10~16 Gy（RBE）/5~8F；推荐全乳大分割方案，全乳 40~42.5 Gy（RBE）/15~16F。

部分乳腺质子治疗剂量各中心有区别，MGH 采用的是 32 Gy（RBE）/8F，每天 2 次，一周结束；采用 2~3 个野治疗，每次治疗 1 个野。其他研究多采用的是 34~40 Gy（RBE）/10F，每天 1~2 次，1~2 周完成。

注：RBE 为 1.1。

五、危及器官限量

见本指南第二章表2-1。

六、不良反应

对乳腺癌，质子治疗较 3D-CRT/IMRT/VMAT 可明显降低 OAR 剂量，尤其是心肺剂量。既往回顾性研究，质子治疗心脏平均剂量大多数可限制在 2 Gy（RBE）以下，较目前放疗技术（3D-CRT/IMRT/VMAT 等）可降低 2~3 倍。乳腺癌质子治疗早期毒性主要表现在放射性皮炎和乏力，最大程度可至常见不良反应术语评定标准（common terminology criteria for adverse events，CTCAE）

3级，均在临床可接受范围内。

　　Jimenez等发表的乳腺癌术后联合区域淋巴结（含内乳淋巴结）质子治疗是目前唯一的前瞻性Ⅱ期临床试验。该研究纳入69例传统技术无法达到满意靶区覆盖的乳腺Ⅰ期重建或心脏V20≥5%或左前降支剂量≥20 Gy的乳腺癌患者，接受3D-CPT和PBS质子治疗后，72%接受了Ⅰ期重建手术，67%应用PBS技术，主要研究终点为放疗3个月内的≥3级放射性肺炎或任何4级毒性反应发生率，中位随访时间55月。剂量学分析显示胸壁/全乳和内乳的中位剂量分别为49.7Gy（RBE）、48.8Gy（RBE），而心脏、LAD和同侧肺的平均剂量仅为0.5Gy（RBE）、1.1Gy（RBE）和7.72 Gy（RBE）。随访结果表明，≥3级的放射性肺炎或任何4级毒性反应的发生率为0，仅1例出现了2级放射性肺炎，且放疗后心脏超声或心脏生物标记物变化无统计学差异。该研究早期不良反应主要表现是皮肤反应、吞咽困难和乏力，对亚急性反应，虽未观察到淋巴水肿，但1级肋骨骨折发生率为7%，中位发生时间为15.9月，可能与放疗野的远界相关。在50例Ⅰ期重建患者中，14例出现放疗相关不良反应。

第六章

非小细胞肺癌的粒子治疗

一、概述

肺癌是最常见的恶性肿瘤，占肿瘤总数的20.4%，在男性肿瘤中排第一位，女性第二位。且发病率仍呈增长趋势，较1990年，2019年预计病例数将增长2倍，约83.3万例，死亡近75.7万例。在我国，吸烟是肺癌的主要原因，环境颗粒物污染的影响越发显著。预计2030年，我国肺癌死亡人数将增加42.7%。

质子、重离子（碳离子）放疗是治疗肺癌一种先进的放疗方法。与传统X线放疗比，粒子束产生陡峭Bragg峰，利用很少照射野（一般2~4个）即可达较理想剂量分布，显著减少正常组织照射量。尤其对局部解剖复杂，临近重要器官的肿瘤，粒子可提供安全有效治疗。此外，尤其是碳离子有更高生物学效应，可进一步增强局部疗效，是治疗肺癌理想的放疗手段。

有研究证实质子重离子在小细胞肺癌治疗中的安全性和有效性，但证据有限，需更多研究验证。因此本指南主要针对NSCLC的粒子治疗进行阐述。

二、粒子治疗适应证

（一）质子治疗的可能适应证

根据国际粒子治疗联合会（PTCOG）关于胸部肿瘤

笔形束扫描质子治疗指南，NSCLC适应证如下：①早期NSCLC，包括体积较大肿瘤、中央型肿瘤、邻近臂丛神经肿瘤和多发肿瘤；②局部晚期NSCLC，原发瘤体积较大及纵隔淋巴结受累；③复发性NSCLC。

（二）碳离子治疗的可能适应证

碳离子治疗对NSCLC治疗的有效性及安全性已得到广泛认可，尤其在保护肺、心等重要器官上优势明显。日本群马大学重离子医学研究中心（GHMC）一项对比研究显示，碳离子治疗相较于SBRT可获更好局部控制率及生存期。基于日本GHMC、日本NIRS及上海质子重离子医院（SPHIC）的研究成果及临床经验，适应证总结如下：①早期周围型NSCLC；②早期中央型NSCLC；③局部晚期NSCLC；④寡转移或局部复发NSCLC。

三、粒子治疗禁忌证

①一般状况差，恶病质；②合并重要器官严重疾病，无法耐受放疗；③肿瘤侵犯食道或大血管，放疗可能造成气管食管瘘或致命大出血。

四、粒子治疗计划制定及实施

（一）放疗前准备及定位技术

粒子射线剂量分布受不同组织密度影响较大，摆位准确性及可重复性非常重要。使用个体化热塑体膜固定装置，取仰卧或俯卧位（取决于肿瘤位置），双手放头顶上方或身体两侧。胸部肿瘤受呼吸运动影响较大，呼吸门控系统应成为标准配置，以降低肿瘤呼吸运动影响，减少正常组织照射，保障治疗稳健性。尤其当实施大分割质子重离子治疗时，呼吸运动监测及管理至关重要。呼吸门控系统监测呼吸时，可扫描全呼吸时相CT并选择呼气末（内脏及靶区位置相对稳定的时相）作为门控窗口（即出束治疗的呼吸时相）重建计划CT，也可在呼气末附近进行CT扫描，扫描条件设为轴位扫描，扫描范围根据病变部位、范围设定。治疗中采用呼吸控制和检测装置，目前多使用由位置传感器、红外光标记物或压力变化监测等组成的呼吸感应系统来监测和控制呼吸。腹部加压装置须慎用，可能增加分次治疗误差。

（二）靶区定义及放疗参考剂量

1. 肿瘤靶区

在定位CT上勾画靶区。肺窗上勾画肿瘤，推荐窗位-700，窗宽2000，并结合支气管镜、胸部增强CT及PET/CT等所见和病史综合判断。GTV定义为原发性肿瘤和转移淋巴结。CTV包括GTV在所有方向外扩5 mm，并根据解剖学屏障调整；包括受累的区域淋巴结，不建议做预防性淋巴结照射。根据摆位误差和射程不确定性以及CT值转换误差等，在CTV基础上外扩形成PTV。采用自由呼吸模式治疗时，外扩边界要充分考虑肿瘤呼吸运动。另外，为了补偿治疗深度变化对每个射野的影响，需在靶区的近、远端设置额外的边界，一般在射野侧方增加0.3~0.4 cm边界、沿入射方向增加0.3~0.5 cm。

2.质子治疗参考剂量

对早期周围型NSCLC，多主张行大分割治疗方案。美国Loma Linda医疗中心推荐的最佳方案为70 Gy（RBE）/10F，日本筑波大学及爱知医疗中心方案为66 Gy（RBE）/10F；中央型NSCLC可采用72.6~80 Gy（RBE）/20~25F或60 Gy（RBE）/10F。局部晚期NSCLC的质子治疗同步化疗耐受性较好，副作用较光子明显降低，MD Anderson的推荐方案为74 Gy（RBE）/37F。再程放疗剂量并无统一标准，在不超出正常组织耐受剂量前提下，相较X线放疗，质子技术可更安全完成再程放疗。

3.重离子治疗参考剂量

NSCLC碳离子治疗标准剂量尚未达成共识，一是已发表研究样本数量较小，存在差异，二是各碳离子机构间采用的RBE计算模型并不相同，需行转换才能比较。因此，本指南推荐剂量仅作为参考，各机构须根据具体情况而定。基于日本研究数据的参考剂量如下：早期周围型肺癌，采用52.8~60 Gy（RBE）/4F，或单次48~50 Gy（RBE）；早期中央型肺癌，采用61.2 Gy（RBE）/9F；局部晚期非小细胞肺癌，一般采用64~72 Gy（RBE）/16F，以上除单次照射方案外均每周行4~5次照射。我国SPHIC也积累了一定经验，但样本有限，仍处探索中，仅供参考，具体如下（基于LEM模型）：早期周围型肺癌，采用60~68 Gy（RBE）/8fF；早期中央型肺癌，采用75~80 Gy（RBE）/20F；局部晚期非小细胞肺癌，一般采用79.2~80 Gy（RBE）/20~22F，以上方案均每周4~5次照射。对再程放疗，NIRS数据表明，即使给予复发病灶根治剂量，造成的肺部毒性损伤非常有限，仅1例发生3级放射性肺炎（1%）。但重离子再程放疗证据较少，且OAR限量仍不十分明确，需谨慎实施。

（三）危及器官限量

见本指南第二章表2-1。

（四）治疗计划设计及评估

因旋转机架尚未普及，目前多数中心仍以垂直+水平照射野为主。为实现更好剂量分布，模拟定位时可通过适当旋转治疗床（沿长轴旋转±15°以内）获得更多入射角度。具体情况，需医师与物理师根据病灶位置共同确认。一般治疗前需获两套不同角度的模拟定位CT影像，物理师进行两次计划设计，通过融合软件或增加虚拟照射野来评估整体计划。通过单野优化或调强（多野同时优化）的方法进行计划优化，前者的鲁棒性好、后者的适形性更佳。一般2~4个野即可达到较好剂量学分布。对移动度大的肺肿瘤，推荐采用四维运动管理技术、鲁棒性优化（robust optimization）或re-scanning技术将质子重离子技术与器官运动相关不确定降至最低。对局部晚期NSCLC，SPHIC建议每周行CT扫描了解病灶变化，必要时修改或重新设计放疗计划，执行自适应放疗。

治疗计划评估：处方剂量的95%剂量线覆盖99%CTV体积，PTV剂量分布尽量满足上述要求，若紧邻正常组织可适当妥协，但应保证90%线覆盖90%的PTV体积。

（五）治疗实施

采用与模拟定位时相同的体位及固定装置将患者定位在治疗床上，利用在线影像验证系统将摆位误差减少至 2 mm 以内。未配备三维影像验证系统的治疗中心，需提前留置金属标记进行患者体位和病灶位置验证。但考虑到肺部肿瘤位移及周围解剖组织变化，建议采用三维 CT 影像设备进行验证，当分次间肿瘤位移大于 3 mm 时采用肿瘤匹配更加安全。锥形束 CT 已整合在质子设备上并得到应用，对于重离子中心，目前建议配备室内三维影像系统（如 CT-on rails 系统）进行验证。

治疗中建议采用呼吸控制或可借助 4D-CT 捕捉不同呼吸时相的肿瘤轨迹，并进行相应范围的放疗，也可采用有呼吸同步的门控系统进行呼吸同步照射。

五、同期化疗

对局部晚期 NSCLC，质子治疗同步化疗的安全性得到了较多证据支持，来自 MD Anderson 的报告显示未增加毒副作用，患者耐受性较好。目前尚缺乏碳离子治疗同期化疗的安全性数据。如希望使用同期化疗治疗局部晚期肺癌，需要非常谨慎，并先行安全性研究。另一方面，同期化疗对疗效的提升作用主要是通过增加 X 线放疗的敏感性，因为碳离子生物学优势，其序贯化疗模式也获得不错效果。

六、粒子治疗并发症

肺癌粒子治疗并发症与光子线毒性谱和处理措施基本一致，需要注意同期化疗可能会增加放疗并发症。因剂量分布上有优势，整体上，粒子束照射导致的严重不良反应发生率低于传统X线放疗。由于碳离子胸部放疗正常组织限量尚未明确，建议及时监测及详细记载重离子治疗后产生的毒性反应，以便进一步建立危及器官的剂量-效应关系累积基础数据。对皮肤及骨组织等危及器官受到高剂量照射后远期毒性更需观察。另外，尽快建立基于大样本正常组织并发症概率模型对保障治疗安全及开展个体化质子碳离子治疗尤为重要。

接受质子碳离子治疗的早期肺癌患者，发生3级以上放射性肺炎发生率非常低，与光子线SBRT相比优势明显。对伴间质性肺炎的患者，早期NSCLC接受碳离子治疗后并未增加肺炎发生率，但对局部晚期肺癌，并发症有所增加。同时，质子碳离子治疗对高龄患者（大于80岁）显示明显的剂量优势，患者耐受性较好，但需充分评估一般状况。

对局部晚期肺癌，放疗后最常见并发症是放射性肺炎及放射性食管炎。前瞻性研究发现2级放射性肺炎发生约6%，3级放射性肺炎约2%，3级气管食管瘘发生率约2%。局部复发的NSCLC经再程质子碳离子治疗后，仅约1%~2.1%患者出现大于或等于3级不良事件。

同期化疗有可能增加毒性反应，特别同期放化疗期间肿瘤缩小会导致靶区后方食管或脊髓等遭受高于计划剂量的照射，需特别引起注意。因此，特别有必要采用自适应放疗技术。

七、疗效评估及随访

粒子治疗后疗效评价手段与光子放疗相同，根据实体瘤疗效评价标准进行疗效评价。放疗结束后，前2年每3~4个月复查一次，其后每6个月复查一次。每次随访至少包括病史收集，体格检查，胸部CT，腹部B超，呼吸功能检查和实验室检查。根据临床需要，可考虑增加MRI，骨扫描或PET/CT等检查。

第七章

食管肿瘤的粒子治疗

一、概述

食管肿瘤（esophagus cancer，EC）是世界范围内常见的恶性肿瘤，年新发病例数居恶性肿瘤第 7 位，死亡数居恶性肿瘤的第 6 位。我国是世界上食管肿瘤发病率和死亡率最高的国家之一，占全球食管肿瘤的 50% 以上，且绝大部分为食管鳞癌。2016 年中国新发食管肿瘤 25.3 万，死亡 19.4 万，发病率及死亡率分别列全部恶性肿瘤第六位和第五位。

食管解剖学位置毗邻心、肺、脊髓、椎体、肾、肝和肠等重要危及器官，食管肿瘤放疗会致正常组织和器官急慢性放射损伤。质子束和碳离子束有优越物理学特性，剂量分布接近于理想放疗要求，在保持肿瘤治疗剂量同时，可大大降低正常组织内的积分剂量。临床数据表明，质子束优越物理剂量分布可为食管肿瘤患者带来获益，可降低目前光子单纯放疗/同步放化疗等引起的危及器官急性和/或慢性反应，并提供剂量升级可能，也可降低围术期心、肺、肠及手术切口并发症的发生，提高患者生存质量。

碳离子束与质子相近的物理特性和更好的生物学效应，可提高食管肿瘤放疗效果，但目前临床证据稀少，食管对碳离子治疗的耐受性仍不清楚，只有日本研究者发表了少数几篇文献。中国碳离子治疗食管肿瘤尚处于初步研究阶段，所以使用碳离子治疗食管肿瘤应谨慎。本指南主要涉及食管肿瘤的质子治疗。

二、粒子治疗适应证

颈段食管、胸段食管（上段、中段、下段肿瘤）、胃食管交界处肿瘤均可考虑接受质子治疗，质子治疗可用于术前或术后辅助治疗，以及根治性放疗。特别在以下情形时，建议使用质子治疗：①根治性治疗，可以减轻晚期毒性反应；②病人患有严重的内科疾病，特别是当存在心脏和/或肺部合并症时；③老年患者存在较高的治疗风险，可能会从质子治疗中更多获益；④局部或区域复发的食管肿瘤，或照射区内新发食管肿瘤；⑤进行剂量升级时，考虑使用质子治疗，可减轻危及器官副反应风险。以下情形，可用质子治疗但要谨慎使用：肿瘤侵犯胃贲门/胃体（肿瘤延伸至胃食管交界处远端大于或等于5 cm）。由于受到器官运动和胃充盈状态影响，可能会存在分次治疗内和治疗间（inter-and intra-fraction）肿瘤位置误差，有肿瘤靶区漏照风险。胃充盈变化（空气或液体）和呼吸运动引起误差要有效控制，特别在使用调强质子治疗（IMPT）时。

三、粒子治疗禁忌证

禁忌证同食管肿瘤放疗指南。

有起搏器患者是相对禁忌证，特别对依赖起搏器的患者，因为存在中子辐射导致起搏器故障风险。对这类患者，可考虑用IMPT，但要精心制定治疗计划以减少起搏器所受中子辐射量，同时在与心脏内科紧密配合下，谨慎实施质子治疗。

四、质子治疗计划的制定及实施

由于质子束布拉格峰物理特性，剂量分布受射束路径中组织密度变化影响较大，治疗中摆位误差、胃充盈造成靶区位移、以呼吸运动造成的靶区运动等因素会导致质子治疗的剂量误差。因此，有条件单位要据情况使用4D-CT扫描获得治疗计划CT，参照PET/PET-CT和超声食管、胃、十二指肠内镜结果进行靶区和正常组织器官勾画。在质子治疗计划制定过程中，要注意射束角度和数量以及治疗技术的选择。每次治疗前应使用DR或CBCT等技术进行位置验证。治疗中，需自适应放疗比较少，可根据实际情况予以重新定位和重新计划。

（一）放疗前准备及定位技术

模拟定位前，放疗医生、物理师、治疗技师应对将要治疗的靶区体积、固定技术以及胃充盈和呼吸运动造成的内部靶区运动进行讨论。通常要求患者在模拟定位和治疗时尽量保持空腹，减少胃充盈引起的误差。要求患者在模拟定位和治疗前2~3小时禁食，并避免食入易产气的食物。

患者采用头向机架、仰卧、手臂上举过头体位躺在定制的固定装置中，便于选择更多射束方向。无法举手过头或治疗颈段或胸上段肿瘤时，手臂可放在患者体侧，使用头颈肩热塑膜固定患者。为保持良好重复性，固定装置最好可以覆盖整个体部，固定臀部和下肢有利于脊柱的重复摆位。模拟定位时，要考虑射束路径中可能影响质子治疗剂量不确定性因素。

不使用造影剂，患者自由呼吸下行4D-CT扫描。呼吸门控技术可用于一些患者，但需做多个呼吸时相扫描，以便确定该技术重复性。扫描范围在X和Y平面上要覆盖身体的外轮廓，在Z平面上要包括全部肺和肾脏。治疗上纵隔和颈部淋巴结时，要包括颅底以下整个颈部。CT扫描/重建层厚小于或等于3 mm。有助于勾画靶区，可使用静脉造影剂，但要先做用于治疗计划的平扫CT。尽量不使用口服造影剂，如必须使用，先做用于治疗计划的平扫CT；服用造影剂后再做用于靶区勾画的CT。

（二）靶区定义及治疗剂量

1.放疗靶区、正常组织和危及器官勾画

肿瘤靶区、正常组织和危及器官应在平扫4D-CT上勾画。通常，CT系列平均（CT average series）CT值图像用于治疗计划，因为这能最好体现时间-平均组织密度、质子stopping power ratio，特别是在横隔区域，或使用最大呼气CT系列（横隔在其最大头向位置）。PET/PET-CT应与治疗计划CT融合辅助勾画靶区。此外，也要参照超声食管、胃、十二指肠内镜（EGD）报告确定肿瘤在影像中的范围。

肿瘤靶区勾画与光子放疗技术相似，可参照已出版的指南。大体肿瘤体积（gross tumor volume，GTV）应包括原发肿瘤（GTVp）和累及淋巴结（GTVn）。如模拟定位时患者自由呼吸，应勾画iGTV。在4D-CT各个呼吸时相图像或最大密度投影（MIP）图像上勾画GTV，并在各个呼吸时相图像上修改。临床靶体积（CTV）通常是GTVp沿着食管头、尾方向外扩3~4 cm，覆盖黏膜及黏膜下浸润；该体积通常进一步在轴向上外扩0.5 cm，覆盖潜在的食管周围和胃周围淋巴结转移；将未累及的危及器官（OAR），如心、肺和脊髓去除。CTV也包括GTVn外扩0.5~1 cm，也要去除未累及的OARs。选择性淋巴结区域常包括在CTV中（下段食管和食管胃交界处肿瘤要包括腹腔、肝胃、主动脉旁淋巴结，上段和颈段肿瘤要包括锁骨上淋巴结）。在4D-CT上进一步修改CTV，获得内靶体积（internal target volume，ITV）以包括呼吸运动的影响。在质子治疗中，计划靶体积（planning target volume，PTV）只是用于剂量和报告计划。如每次治疗前都行DR或CBCT验证，将iCTV外扩0.5 cm边界获得PTV。

2.放疗剂量推荐

（1）术前放疗处方剂量通常为41.4~50.4 Gy（RBE1.1），23~28次治疗，每次1.8~2 Gy。

（2）根治性放疗处方剂量通常为50.4~60 Gy（RBE1.1），25~30次治疗，每次1.8~2 Gy。

（3）术后辅助治疗处方剂量通常为45~50.4 Gy（RBE1.1），25~28次治疗，每次1.8~2 Gy。

质子束有物理学优势，有单位会提高处方剂量，但目前无随机临床试验数据支持。

（三）危及器官限量

与目前光子放疗相似，可参照已出版的相关指南。

（四）计划设计及评估

1.被动散射束质子治疗计划

射束角度选择：被动散射束（PSPT）治疗可选照射角度有前后野（AP）、后前野（PA）、左侧后斜野（LPO）、右侧后斜野（RPO）。使用2~3个照射野组合即可满足治疗计划剂量分布要求。AP/PA组合可有效避开肺照射，对颈段和上段肿瘤是比较好的选择，但是注意AP照射野有可能会增加脊髓的照射剂量。对中、下段和食管胃交界处肿瘤，AP/PA组合增加心脏照射剂量，越来越多临床证据表明要优先保护心脏，所以在有的单位已经将LPO/RPO组合作为PSPT的标准射束方向，与AP/PA和3个射束方向的治疗计划比，该组合可最好平衡肺和心脏的保护目的。

射束参数选择：射束方向选定后，准直器边界（aperture margins）要包括摆位误差，确定95%PTV接受处方剂量；射束方向上，远端和近端边界（distal margins and proximal margins）包括射程不确定性，组织补偿器设计包括平滑边界（smearing margins），确保靶区远端剂量覆盖。

计划评价：当治疗计划基于平均CT值图像完成后，将在T0和TExp系列CT图像上重新计算，可考虑用横膈密度覆盖（diagram density overrides）获得治疗计划和次间治疗的鲁棒性。调整射束、准直器、组织补偿器各参数，确保GTV、iCTV和PTV合适的剂量覆盖。

2.质子调强治疗

与PSPT比，IMPT剂量分布适形度更好，但对呼吸运动更敏感，所以技术实施更加充满挑战性。特别是治疗远端食管肿瘤时。

射束角度选择：用计算水等效厚度（water equivalent thickness）变化来评估呼吸运动影响。在机架角150°和210°间选择合适的照射野角度，可尽量避免射束路径中的横膈运动，一般在这个角度范围内可设置2~3个照射野。对颈段和胸上段食管肿瘤，可考虑使用AP野来降低肺剂量。

计划及参数选择：笔形质子束放疗计划可用单射野优化（single-field optimization，SFO）技术，即每个照射野都行优化设计并给靶区全部处方剂量；或用多射野优化（Multi-filed optimization，MFO）技术，即对所有射束的束斑同时进行优化。就目前食管肿瘤的处方剂量，SFO与IMPT治疗计划相似，SFO计划的脊髓剂量比IMPT略高，但仍在45~50 Gy（RBE1.1）范围内。

计划参数包括合适边界来覆盖射程不确定性、摆位误差等参数，并外扩iCTV来获得PTV边界，用于剂量评估。4D优化技术制定的IMPT计划要在多个4D-CT呼吸时相图像上达到剂量限值。

计划评价：不管用什么优化方法，都要对摆位、射程不确定性和运动等因素造成影响行评估。

（五）质量保证

与其他部位肿瘤一样，食管肿瘤质子治疗的QA也包括治疗计划评价，分析射程不确定性、摆位误差、呼吸运动等因素影响，并在模拟体内进行测量。可参照已有指南。

（六）治疗实施

对治疗计划实施，建议使用以下方法。

（1）IMPT使用重复扫描技术来减少呼吸运动造成的交互作用影响。

（2）用主动呼吸控制，如屏住呼吸、机械通气、腹部加压或呼吸门控技术来减少呼吸运动造成的交互作用。

（3）每天至少用DR影像行图像引导，强烈建议至少每周做一次CBCT行位置验证。

（4）在治疗后3-4周行CT扫描，并确定是否需要自适应重新制定治疗计划。

关于DR、CBCT及呼吸门控可参照已有相关指南。

五、粒子治疗并发症

同食管肿瘤常规治疗疗效评估及随访，可参照已有相关指南。

六、疗效评估及随访

同食管肿瘤常规治疗疗效评估及随访，可参照已有相关指南。

第八章

肝癌的粒子治疗

一、概述

原发性肝癌（primary liver cancer，PLC）简称肝癌，是世界范围内常见的消化系恶性肿瘤。全球肝癌年新发病例数居恶性肿瘤第6位，死亡居第3位。肝癌在我国发病率居第4位，死亡居第2位。肝癌的病理类型主要是肝细胞癌，少数为肝内胆管癌和混合型等，三者在发病机制、肿瘤生物学行为、临床表现、病理形态、分子特征、治疗预后等差异较大。本指南所指肝癌为肝细胞肝癌。

我国肝癌人群常合并病毒性肝炎及肝硬化背景，放射性肝损伤发生率较高，肝癌放疗一度被认为是非首选且不安全的治疗手段。随着放射技术发展及对肝脏放射生物学理解的加深，从常规二维放疗到三维适形/调强放疗、立体定向放疗，放疗在肝癌系统治疗中的地位日益提高。相较于传统光子放疗技术，粒子治疗由于其独特剂量分布特性，在降低正常肝组织照射从而降低放射相关肝损伤更具优势，尤其对包括立体定向放疗（SBRT）在内的常规放疗无法开展的大肝癌患者，以及基础肝功能相对较差的肝癌患者，粒子治疗将为这些患者带来治疗机会及生存获益。

全球开展粒子治疗机构较少，特别是重离子治疗机构更加有限，肝癌粒子治疗相关临床数据多为回顾性研究或Ⅰ/Ⅱ期临床研究，Ⅲ期临床研究较少，其适应证在全球尚无统一共识和标准。结合现有临床研究证据，对肝癌质子重离子治疗技术提供以下推荐。

二、粒子治疗的适应证

（一）质子治疗的可能适应证

在剩余肝体积照射剂量耐受前提下，日本筑波大学质子中心的回顾性，Ⅰ/Ⅱ期临床研究提示，质子治疗在大肝癌（直径大于10 cm），部分严重肝硬化（Child-C），高龄（大于80岁），门脉癌栓患者中更具优势。美国麻省总医院发表的一项Ⅱ期临床研究，质子治疗可适于无肝外转移不可手术的肝癌患者，肝肿瘤个数限定在1~3个内，单发肿块最大径不超过12 cm，两个肿块不超过10 cm，三个肿块不超过6 cm，肝功能Child-Pugh A/B均可；宾夕法尼亚大学学者推荐质子治疗优先用于大肝癌（直径大于5 cm），肝功能Child-Pugh B/C，已接受过肝脏放疗，或平均肝放射剂量在常规放疗技术中无法达到的中央型或靠近膈肌的肝癌。

（二）碳离子治疗的可能适应证

能开展碳离子治疗机构少，关于肝癌碳离子治疗的临床研究更少。由于碳离子束半影较锐利，如肿瘤位于胃肠道附近，碳离子治疗可能更为合适。我国上海质子重离子治疗中心肝癌治疗经验，肝癌质子重离子治疗获益人群为肝功能 Child-Pugh A 或 B，肝内病灶数小于或等于 3 个且位置相对靠近，排除远处转移的原发性肝癌患者。对手术无法根治切除或临床无法手术的肝癌患者可用质子重离子治疗结合肝动脉化疗栓塞术（transcatheter arterial chemoembolization，TACE）；建议在 2~4 周期 TACE 治疗后开始放疗，同时建议质子重离子治疗后可继续接受 TACE 治疗。肿瘤病灶靠近消化道，距离小于 1 cm 推荐重离子联合质子治疗；肿瘤病灶远离消化道，距离大于或等于 1 cm 推荐质子治疗。

三、粒子治疗的禁忌证

一般体能状态差，恶病质，无法耐受放疗；预期生存时间小于 3 个月；存在活动性合并症如心血管或脑血管疾病等事件，消化道出血、穿孔，大量胸腹水，呼吸困难者；存在广泛器官转移性病变；已接受过同一部位放疗，危及器官已达最大耐受剂量。

四、粒子治疗计划的制定及实施

（一）放疗前准备及定位技术

对满足适应证的患者，可预先在治疗前一周于肿瘤周边区植入金标，标记肿瘤部位；模拟定位前2小时禁食，减少胃部充盈对靶区移动度的影响。定位时取仰卧位，双手臂上举置于头顶，并予翼板、腿部支架以及热塑体膜固定。CT扫描前需行呼吸运动训练及练习，以更好配合定位呼吸管理。4D-CT扫描，确定呼吸幅度范围，呼吸幅度小于10 mm，可采取自由呼吸下或呼吸门控技术下CT扫描收集影像；呼吸幅度大于或等于10 mm，基于是否耐受呼吸控制方式，采取呼吸门控技术，减少呼吸动度影响，对不可耐受深吸气屏气（deep inspiration breath holding，DIBH）的患者采取腹部加压控制呼吸动度。CT扫描范围自膈肌顶上缘5 cm至髂棘水平，扫描层厚1~3 mm，融合多个呼吸时相的CT影像，重建平均CT影像，用于靶区勾画。

（二）靶区定义及治疗剂量推荐

1.肿瘤靶区

肝癌靶区勾画同RTOG肝癌靶区勾画原则，同时勾画包括肝、心、食道、胃、十二指肠、小肠、大肠、肾和脊髓在内的危及器官（OAR）。

2.质子治疗参考剂量

参考日本筑波大学放疗中心经验：对距胃肠道超过2 cm 的肿瘤，建议给予 66 Gy（RBE）/10F[6.6 Gy（RBE）/F]分割剂量。对位于肝门 2 cm 范围内的肿瘤，建议给予 72.6 Gy（RBE）/22F[3.3 Gy（RBE）/F]分割剂量以降低晚期胆管狭窄的风险。对位于胃肠道 2 cm 之内的肿瘤，建议给予 77 Gy（RBE）/35F[2.2 Gy（RBE）/F]分割剂量，并在 40~50 Gy（RBE）后减少视野，以免对 OARs 的过多照射。

参考美国部分大学放射肿瘤中心的经验：对位于肝门 2 cm 以外的肿瘤，建议给予 67.5 Gy（RBE）/15F[4.5 Gy（RBE）/F]分割剂量；对位于肝门 2 cm 以内的肿瘤建议给予 58.05 Gy（RBE）/15F[3.87 Gy（RBE）/F]分割剂量；在 Loma Linda 大学，使用另一种15分次分割方案：63 Gy（RBE）/15F[4.2 Gy（RBE）/F]和 70.2 Gy（RBE）/15F[4.68 Gy（RBE）/F]分割剂量方案。

3.重离子治疗参考剂量

上海质子重离子中心肝癌放疗经验：对距胃肠道大于或等于 5 mm 的肝癌，2 周内建议给予 55~65 Gy

（RBE）/10F（5.5~6.5 Gy（RBE）/F）分割剂量；对距胃肠道 5 mm 以内的肿瘤，可考虑与质子联合放疗，或参考日本及德国重离子中心的参考剂量（见本指南第二章表2-2）。

（三）危及器官限量

见本指南第二章表2-1。

（四）治疗计划设计及评估

根据肝肿瘤部位不同，及对周围正常器官，组织结构的保护，给予不同射野设计。

治疗计划评估：GTV 被95%处方剂量所覆盖；PTV 被90%处方剂量所覆盖。

（五）治疗实施

每次治疗时，用固定装置将患者定位在治疗床上，用在线定位系统验证患者的位置。拍摄锥形束 CT 并传输至定位计算机。将定位 CBCT 图像与 CT 扫描数字重建的参考图像进行比较。如果定位差异大于 2 mm，则移动治疗床，直至达到可接受位置。

五、粒子治疗并发症

粒子治疗最常见的并发症主要为肝毒性，治疗前基础肝功差，肝储备功能不良，接受过放疗的患者发生率更高，因此治疗前对患者肝功能评估至关重要。其次为胆管系统损伤，包括胆管炎或胆管狭窄（14%~28%）。还包括胃肠道毒性，可能出现出血性十二指肠炎，结肠出血性溃疡和食道炎（1%~7%）。肝肿瘤靠近胸壁，特别是周围型肿瘤，肋骨骨折和胸壁疼痛综合征是潜在毒性风险，可能对患者生活质量产生不利影响。肋骨骨折的中位时间约为 2 年。

六、疗效评估及随访

对所有病例，依据 RECIST 标准进行基线及放疗后疗效评估，并记录疗效。包括：体检、胸腹部影像学、腹部 MRI、肿瘤标志物（AFP）及 HBV、HCV 病毒的监测，每 2~3 个月监测一次，连续 1 年，后续每 3~6 个月随访 1 次，至少随访 5 年。对转移性病变至少 2~3 月随访一次。

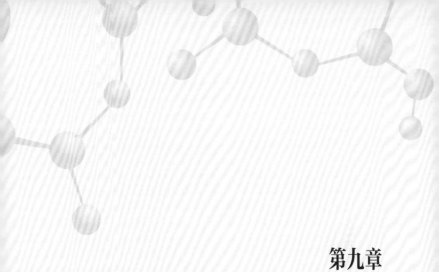

第九章

胰腺癌的粒子治疗

一、概述

2020年世界胰腺癌确诊病例为49.6万例，死亡46.6万例。2020年中国胰腺癌新发病例为11.5万例，病死达12.2万例，发病率和死亡率分居所有恶性肿瘤第七位和第六位，5年总生存率小于10%。

胰腺癌早期诊断率低，约80%的患者确诊时已无法手术，光子放射治疗是胰腺癌综合治疗重要的组成部分，但总体疗效差，中位生存时间（median survival，MS）6~12月，且毒副作用较高（≥G3：18%~24%），改变分割方法如用立体定向放疗（SBRT）疗效仍不理想（MS：5.4~18.6月）。

胰腺癌光子放疗效果差的原因：①胰腺周围正常器官放射耐受量的限制，特别是十二指肠紧贴肿瘤，放疗无法达到肿瘤根治剂量；②胰腺癌为乏氧肿瘤，有大量抗光子放射的乏氧细胞；③和胰腺癌细胞固有生物学特征导致阻抗相关。研究发现，胰腺癌细胞涉及12条核心信号通路，包括4个"高频驱动基因"：KRAS（突变率>95%）、TP53（50%~75%）、CDKN2A /p16（50%~75%）及SMAD4（~55%）；7个"低频驱动基因"：SMARC4A、CDH1、EPHA3、FBXW7、EGFR、IDH1及NF1，这些基因突变在胰腺癌细胞光子放射阻抗分子机理中起重要作用。

从物理剂量分布角度看，质子相较于光子，由于"布拉格峰"效应及较小的侧向散射，肿瘤近端的照射剂量较低，远端及两侧剂量急剧跌落，产生更好的物理剂量分布，能更好地保护正常组织器官。另一方面，从生物作用机理看，一般认为质子相对生物效应（relative biological effectiveness，RBE）是光子的~1.1倍，但目前研究认为质子作用不同胰腺癌细胞，产生的RBE存在不确定性（0.6~2.1倍不等）。目前研究显示，质子作用机理和光子有一定的差异性，包括质子产生簇状复合性DNA损伤，修复以同源重组（HR）为主，而光子多为DNA单链损伤，修复以非同源末端连接（NHEJ）为主；质子比光子可诱导持续时间更长的G2/M细胞周期阻滞；质子治疗后以激活促凋亡基因传导路径为主，降低胰腺癌细胞HIF-1α表达，而光子辐射后可激活促生存基因传导路径，上调HIF-1α表达等产生获得性放射阻抗；质子和光子辐射相比，对肿瘤干细胞更加敏感等作用机制，导致胰腺癌细胞对质子放射更敏感性。因此，现有临床研究数据显示，质子治疗和光子比较，在疗效上有

一定优势（MS：18.4~25.6月），毒副作用有降低趋势
（≥G3：3%~8%）。

重离子（碳离子）较质子展现更小的射程岐离（更尖锐的布拉格峰）和侧向散射，有更好物理剂量分布；从生物作用机理看，作为高线性能量传递（linear energy transfer，LET）射线，碳离子产生的DNA损伤70%是双链断裂，对细胞有更强杀灭效应，其RBE为光子的约2~4倍。和光子、质子治疗相比，碳离子可进一步提升G2/M阻滞比例及持续时间；通过作用于胰腺癌光子放射阻抗相关基因如TP53、p16、KRAS下游基因（如PI3K）等，降低DNA放射损伤修复；对氧增强比（oxygen enhancement ratio，OER）依赖小，提高乏氧肿瘤如胰腺癌杀灭；对胰腺癌干细胞（CD44+/ESA+或CD44+/CD24+）更敏感等不同机制，增加碳离子对胰腺癌细胞的杀灭效应。因此，现有的临床研究数据显示，碳离子治疗比光子放疗有一定的疗效优势（MS：19.6~25.9月）；毒副作用有降低趋势（≥G3：0~3%）。

二、粒子治疗适应证

目前，粒子治疗胰腺癌多为临床回顾性分析及Ⅰ/Ⅱ期研究，且例数较少。

（一）术前新辅助放疗

对临界可切除胰腺癌，新辅助光子放疗±化疗可能提高手术切除率及疗效，但对可切除及不可切除胰腺癌未见明显获益，因此，新辅助放疗作用仍有争议。

目前，仅对可切除胰腺癌但存在术后高复发危险因素如转移淋巴结存在包膜侵犯等，或临界可切除胰腺癌患者，可考虑行术前质子治疗。

日本针对可切除小样本胰腺癌患者采用新辅助碳离子治疗，结果显示有明显生存获益；日本和意大利进一步开展了临床试验，但目前疗效与毒性仍未报道，推荐开展临床研究。

（二）术后辅助放疗

胰腺癌术后辅助光子放疗的价值存在争议，目前仅对R1切除（显微镜下残留），R2（肉眼残留），存在高复发危险因素如淋巴结转移或淋巴血管侵犯，特别是淋巴结包膜侵犯者，可考虑行术后辅助质子治疗。目前，暂无术后辅助碳离子治疗报道。

（三）根治性放疗或积极放疗

对拒绝手术、因医学原因不能手术切除患者或术后复发的胰腺癌患者，可考虑质子重离子治疗，分割方法可考虑常规分割或SBRT的大分割放疗。

三、粒子治疗禁忌证

除常规放疗禁忌证外，下列情况不建议行粒子治疗：①影像学和／或内镜显示肿瘤已侵犯消化道（特别是已侵犯黏膜表面）；②存在胃和／或十二指肠活动性溃疡；③存在活动期炎症性肠病；④未开展呼吸运动管理技术（门控或屏气）的治疗中心。

四、粒子治疗计划的制定及实施

（一）放疗前准备及定位技术

1.放疗前准备

①对已发生梗阻性黄疸患者，先行缓解黄疸治疗，在肝功能基本恢复正常后；②可见肿瘤局部放疗前一周建议放置金属标记，注意避开放置在射线的入射路径或肿瘤内，胆道已置支架者可不放；③饮食训练，定位前禁食水2小时；④呼吸训练。

2.定位技术

①体位固定。仰卧和俯卧；双手臂侧放身体双侧或上举置于头顶，应使用翼板、膝盖和/或足部支撑；采用真空垫和/或热塑膜组合固定。

②4D-CT模拟定位。扫描范围：膈顶上 3~4 cm 至

L5下缘或根据实际需要调整（如采用非共面射野，应保证从射线进入体表的层面在扫描范围，确保剂量计算准确）；层厚层距小于或等于3 mm；造影剂注入（流速2.5~3 ml/s），推荐扫描动脉，静脉及延迟静脉相（扫描延迟时间分别为~25 s，~40 s，~70 s；胰体尾癌较胰头癌扫描延迟晚5~10 s），必要时口服碘造影剂显示消化道；注意事项：靶区勾画以平扫影像为基础。如采用屏气技术，推荐分别进行3~5次CT扫描，获得在不同次数屏气时，肿瘤位置停留的误差，以更准确确定ITV。

③4D-CT评估肿瘤运动幅度。肿瘤在各个方向的运动幅度<5 mm的患者，可以不使用呼吸控制技术；当肿瘤运动幅度>5 mm时，优选屏气技术（DIBH），次选呼吸门控技术，必要时结合腹部加压技术。

（二）靶区定义及治疗剂量推荐

见本指南第二章。

（三）危及器官限量

见本指南第二章。

（四）计划设计及评估

1.计划设计

（1）计划图像：平扫CT用做剂量计算的计划CT，

增强CT扫描由于碘造影剂可致高达10 mm的粒子束范围误差。如有手术后金属标记和金属吻合器等，应采用去金属伪影减少算法对计划CT进行图像重建。去金属伪影减少算法应与CT扫描标准图像重建算法进行比较，以确认该算法不会显著改变为CT扫描标准图像重建算法而建立，用于质子碳离子剂量计算的相对线性阻止本领（relative linear stopping power）或质量密度校准曲线。

（2）射野设计：根据靶区大小和复杂程度一般采用3~5个射野，射野角度选择应尽量避开胰腺周围胃和肠道空腔较多的区域；射野路径建议选择分次间（interfraction）和分次内（intrafraction）变化幅度较小的区域；避开含可对质子或碳离子射程有较大扰动金属的区域，如无法避开，建议明确支架的材质，在进行校正材质的阻止本领后，进行放疗剂量的计算；由于肝、脾、肾脏和椎体运动幅度较小，可考虑背部射野照射。可采用150°~210°机架的左侧野与右后斜野，对于胰头肿瘤，结合240°~300°机架的右前野或右后野；对于胰体尾肿瘤，结合90°~150°机架的左后斜野。

（3）计划优化：单野均匀剂量优化算法（single field optimization，SFO）常用于大分割胰腺质子治疗，可采用射野特定计划靶体积（beam specific planning target volume，bs-PTV）为目标函数进一步优化靶区覆盖。如采用鲁棒性优化（robustness evaluation），为避免重复计算摆位（±5 mm）与射程不确定性（3%~5%），则应以CTV而不是bs-PTV剂量覆盖为目标函数；在应用多野调强优化算法（multiple field optimization，MFO）时建议采用鲁棒性，以考虑摆位误差、射程不确定性等因素，常以CTV或扩大1~3 mm CTV剂量覆盖为目标函数，在优化过程中可采用患者多套CT以考虑解剖结构改变，通过同时优化多套CT目标函数，以改善放疗计划对解剖结构的鲁棒性。

2.计划评估

放疗计划评估标准建议采用CB-CHOP原则。评估放疗计划建议采用鲁棒性评估工具，以DVH束为例，不确定因素可影响DVH变化范围，若DVH束越宽，说明治疗计划对不确定因素越敏感，鲁棒性越差。应充分评价计划实施过程中的鲁棒性，以保证实际照射剂量满足处方要求。

（五）治疗实施

每次治疗时，用固定装置将患者定位在治疗床上，用在线定位系统验证患者的位置，常规分割放疗时图像验证频率如采用CBCT，每周一次；如无CBCT，每日EPID kV验证。SBRT放疗时，每日CBCT或EPID kV验证。

第一次摆位时技师、医生、物理师在场，采用EPID kV或CBCT获得体位校正片并与治疗计划系统的DRR进行比较，摆位误差在X、Y、Z三个方向上小于3 mm，旋转误差小于1°作为接受标准。患者如采用运动管理技术，每次治疗期间密切监视控制屏，当出现明显异常呼吸和意外时终止射线。

目前，针对放疗过程中，尚无明确的触发计划变更相关参数及其阈值变化的共识。一般而言，当治疗过程中CTV剂量偏离初始计划目标2%~5%时，或OAR剂量超出临床可接受的目标值等情况，可考虑实施计划变更。

五、粒子治疗并发症

质子重离子治疗诱导的胃肠道毒性是主要的不良反应，表现为消化道溃疡及出血性病变等症状，大多为1-2级的并发症，≥G3不良反应发生率：质子治疗约为3%~8%，重离子治疗约为0~4%，和光子放疗相比，质子重离子治疗并发症较低。其他常见的毒性反应主要为血液学毒性，与常结合的化疗药物相关。

六、疗效评估及随访

（一）疗效评估标准

RECIST 标准及肿瘤标志物值进行疗效评估。局部控制时间及无进展生存时间为首要观察重点；评估方法为腹部 CT 和或 MRI，肿瘤标志物（CA19-9、CEA 和 CA125 等），必要时复查 PET/CT。CTCAE V5.0 及 RTOG 标准进行毒副反应评估。

（二）随访

放疗后第 1 年，建议每 3 个月随访 1 次；第 2~3 年，每 3~6 个月随访 1 次；之后每 6 个月随访 1 次。随访时间至少 5 年，建议终身随访。随访内容包括体格检查、胸腹部影像学检查、血常规、血生化及肿瘤标志物等。

第十章

前列腺癌的粒子治疗

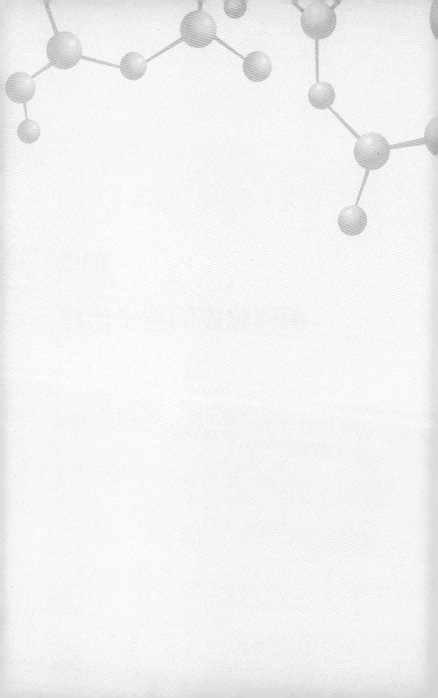

一、概述

临床常用于放疗的粒子主要包括质子和碳离子，它们具有独特物理学特性，较光子治疗可提高前列腺癌的肿瘤剂量，显著降低直肠、膀胱等正常组织受照射剂量，尤其降低了中低剂量区的体积，减少毒副反应，并降低射线诱导的第二肿瘤发生率。20世纪90年代，质子治疗前列腺癌主要是用于盆腔淋巴引流区光子放疗后的前列腺推量，与单纯光子放疗相比，质子可提高前列腺原发灶的照射剂量，并显著增加局控率，3级下消化道反应低于5%，无3级以上不良反应。2000年开始单纯质子治疗早期前列腺癌的研究，未发现大于3级不良反应。随着技术进步，目前已可通过笔形束扫描实现质子调强放疗技术，进一步提高靶区的剂量适形度并减少不良反应。2004年，日本最早开展了有关碳离子治疗前列腺癌（T1b-T3）的临床试验，确定了初步的剂量分割方案，并取得了令人满意的治疗效果。随后一系列研究陆续验证了碳离子治疗对高危患者、生化复发患者以及挽救性治疗的有效性及安全性，扩展了碳离子治疗前列腺癌的应用范围。截至目前最大的一项回顾性研究J-CROS 1508（N=2157）表明，接受碳离子治疗的高、中、低危患者 5 年无生化复发（bRFS）率分别达到 92%、89%、92%，5 年总生存率分别为 100%、99%、96%。

二、粒子治疗适应证

低中高危前列腺癌患者，均可首选外照射，尤其是拒绝手术及年老者；中危前列腺癌还应联合短程内分泌治疗，高危者联合长程内分泌治疗。极高危、盆腔淋巴结转移者首选放疗联合长程内分泌治疗。对于寡转移患者，最新指南也推荐在全身治疗基础上联合局部放疗。以上外放疗技术均可采用粒子治疗，而且理论上来讲，照射部位越多、照射体积越大，粒子治疗技术的临床获益越多。

三、粒子治疗禁忌证

与光子治疗相同，禁忌证为一般状况差或合并症较严重无法耐受放疗者。

四、粒子治疗计划制定

（一）定位技术规范

增强 CT 定位并与诊断 MRI 图像融合进行靶区勾画，有条件者可采用 MRI 定位，MRI 在分辨前列腺及包膜方面有明显优势。定位前应排空直肠，必要时使用缓泻药或灌肠。有条件者可在前列腺与直肠之间放置 Spacer（水凝胶）以增大前列腺与直肠的间距，不仅可使质子、碳离子束充分发挥 Bragg 峰的优势，还可较常规 X 射线在保证直肠安全基础上进一步提高剂量。扫描前先排空膀胱，饮水 500~1000 ml，1 小时后或尿意明显时行扫描定位（注意部分老年患者存在控尿困难，可据情况调整饮水量）。重点是保证每次治疗时膀胱充盈状态与模拟定位时一致。CT 扫描前至少 20 分钟静注造影剂，可使膀胱显影。扫描时患者应仰卧于全身体架上，双手上举抱肘置于额前，热塑膜成形体膜或真空负压气垫固定下腹部。扫描范围自腰 3 椎体至坐骨结节下 5 cm，扫描层厚 3 mm。

（二）靶区勾画

1.大体肿瘤靶体积（gross tumor volume，GTV）

$GTV_{前列腺}$：前列腺癌常为多原发病变，影像学常不能发现所有病灶，需把整个前列腺和包膜整体视为 GTV；如可辨别明确病灶，则可勾画并适当局部加量。

$GTV_{精囊}$：T3b 期前列腺癌需勾画明确受侵精囊腺；如膀胱及直肠受侵，应将病灶画出，以便局部加量。

$GTV_{淋巴结}$：影像学识别转移淋巴结尚无统一标准，

主要结合 MRI T2WI、DWI 及增强扫描、序列判断，有条件者可做 PSMA PET/CT。并结合以下方面综合判断：①淋巴结形态呈圆形或类圆形；②淋巴结短径>5 mm；③对内分泌治疗有反应（缩小）。注意内分泌治疗后淋巴结通常会明显缩小，建议参考内分泌治疗前部位勾画淋巴结，以便局部加量。

2.临床靶体积（clinical target volume，CTV）

CTV 包括原发肿瘤的亚临床病灶和淋巴结预防照射区。包括 $CTV_{前列腺}$、$CTV_{部分精囊}$、$CTV_{淋巴结}$。①$CTV_{前列腺}$：国外研究显示97.2%前列腺癌亚临床灶外侵小于5 mm。勾画CT图像可见前列腺组织时常已包括其包膜及周围几毫米结缔组织，即亚临床灶。故：$CTV_{前列腺} \approx GTV_{前列腺}$。②$CTV_{部分精囊}$：低危者极少受侵，不照射精囊；中/高危者受侵概率大于15%~20%，照射近端精囊（推荐中危：精囊腺根部1 cm；高危：精囊腺根部2 cm）；精囊受侵（T3b）者照射整个精囊。③$CTV_{淋巴结}$：低危及中危预后好者不进行预防照射；中危预后差及高危者推荐进行盆腔淋巴结引流区照射。盆腔照射范围包括：部分髂总、髂外、髂内及骶前淋巴结引流区，闭孔淋巴结引流区。

3.计划靶体积（planning target volume，PTV）

PTV范围要考虑直肠、膀胱充盈状态，器官生理运动，呼吸运动和摆位误差等。使用质子束照射时，前列腺和精囊PTV可在CTV基础上外扩5~10 mm，目前尚无统一标准，但在高剂量照射时要注意保护直肠。如有条件建议每天做CBCT引导PTV可适当缩小，如直肠前壁超量不能从物理学上达到满意，有时需人工修改该方向的PTV。当使用碳离子束照射时，对于低危前列腺癌，PTV应在CTV基础上向后外放2 mm，其他方向外放3 mm；对于中高危前列腺癌，PTV应在CTV基础上向后外放3 mm，其他方向外放4~7 mm。

（三）放疗技术选择

目前被动散射技术已有Ⅰ/Ⅱ期临床研究结果，调强粒子治疗（intensity modulated particle therapy，IMPT）也有剂量学研究结果，期待其未来临床研究数据。

（四）放疗剂量

目前日本国立癌症中心、静冈癌症中心、兵库县立粒子线医疗中心联合的Ⅱ期多中心临床研究中被动散射技术质子治疗的剂量为：低危前列腺癌74 Gy（RBE）/37F，中危前列腺癌的前列腺及精囊腺根部50 Gy

（RBE）/20F后，仅前列腺推量24 Gy（RBE）/17F。群马大学附属医院重离子医学中心、神奈川县立癌症中心、大阪重离子治疗中心以及日本国立放射科学研究所（NIRS）碳离子治疗方案为51.6 Gy（RBE）/12F或57.6 Gy（RBE）/16F。但既往研究未照射盆腔，如技术条件允许，符合适应证的患者应照射盆腔，剂量方面可同光子。

（五）位置验证

当使用前野治疗时需充盈膀胱，尽量保证每次治疗时膀胱充盈状态与定位CT时一致。使用侧野治疗时不必充盈膀胱。治疗前必须排空直肠。每次治疗时，用计算机辅助、在线定位系统验证患者的位置。使摆位误差小于2 mm。

五、危及器官限量

由于不同医疗单位所用技术不同，因此危及器官限量也有差异。目前日本国立癌症中心、静冈癌症中心、兵库县立粒子线医疗中心联合的II期多中心中被动散射技术质子治疗的剂量限制标准如下。直肠：低危患者V50<35%、V60<25%及V70<15%；中危患者V50<40%、V60<30%及V70<20%；膀胱：V65<50%、V70<35%；

股骨头：D_{max}<50 Gy（RBE）。NIRS碳离子治疗的剂量限制标准为（以下均为EQD2 Gy（RBE））：直肠：D_{max}<83.2 GyE，$D_{5\%}$<72 GyE，$D_{10\%}$<55 GyE，$D_{20\%}$<27 GyE；小肠：D_{max}<52 GyE。

六、粒子治疗并发症

放疗最常见并发症是放射性肠炎及膀胱炎。目前日本国立癌中心关于前列腺及精囊局部质子治疗的临床结果，未发现大于或等于3级不良反应，2级直肠反应（GI）和泌尿生殖系统（GU）反应分别为2.0%和4.1%。J-CROS 1508的结果显示，碳离子治疗的晚期大于或等于2级GI毒性和GU毒性发生率分别为0.4%和4.6%。

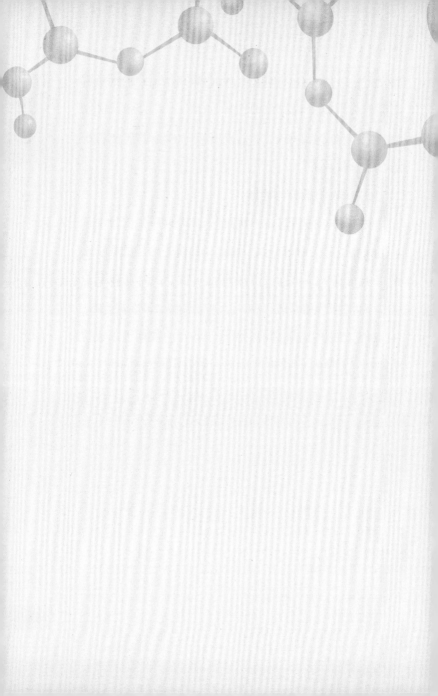

第十一章

肾癌的粒子治疗

一、概述

质子治疗以独特剂量分布特点，在肿瘤放疗中具有广泛适用范围及发展前景。传统观念认为肾癌是放射线抵抗肿瘤，但近年发现立体定向放射治疗（SBRT）可突破传统放射抗性，使肾癌成为一种放射线相对敏感的瘤种。目前质子治疗肾癌尚无临床研究，仅有物理计划对比研究及个案报道。

二、质子治疗适应证

早期肾癌；对侧肾功能障碍的肾癌；双侧肾癌；因内科合并症无法耐受手术；靠近或侵犯肾蒂、保肾手术困难且要求保肾治疗者；无法手术或拒绝手术者。

三、质子治疗禁忌证

患者一般状况差或合并症较严重无法耐受放疗；此外，肿瘤侵犯肠管，无法避开肠管者也不适合质子治疗。

四、质子治疗计划制定

（一）定位技术规范

国内最常用定位方式是CT定位。放疗靶区邻近胃、小肠者，建议至少空腹4小时，在500~1000 ml水中加入约10 ml造影剂后口服以充分显影肠道。建议使用呼吸门控及加压腹带控制呼吸运动带来的剂量不确定性。层厚3 mm。肾功能允许条件下应行增强CT。

（二）放疗靶区定义

（1）GTV：为影像学可见肿瘤，注意肿瘤侵犯空腔脏器时需酌情修改靶区。

（2）CTV：SBRT治疗中，无需外扩GTV，即CTV=GTV。在未明确淋巴结转移时，不照射区域淋巴引流区。

（3）ITV：内靶体积（ITV）为CTV在头尾方向外扩5~10 mm边界（取决于呼吸门控精度）。

（4）PTV：质子计划设计无需勾画PTV，建议沿射束方向进行鲁棒性优化，具体应根据各单位实际测试结果而定。

（三）放疗剂量

目前尚无充分研究证据支持，仅按照目前小样本临床研究证据推荐光子SBRT的剂量如下：小于5 cm肾癌：26 Gy（RBE）/1F、21~48 Gy（RBE）/3F；大于或等于5 cm肾癌：25~40 Gy（RBE）/5F。随未来质子治疗相关研究的开展，可能会出现参考该剂量。

（四）危及器官剂量限制

肾癌SABR放疗的危及器官剂量限制可依据2010年

AAPM第101任务组发布的SBRT应用和质控报告（参考本指南第二章有关内容）。

第十一章　肾癌的粒子治疗

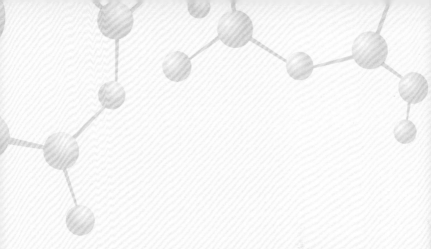

第十二章

直肠癌的粒子治疗

一、概述

结直肠癌是全球第三常见恶性肿瘤，是癌症相关死亡的第四大病因。对T3~4期和/或淋巴结阳性直肠癌，术前放化疗/术前短程放疗联合全直肠系膜切除术（total mesorectal excision，TME）为标准治疗模式，但4%~15%患者在根治性切除后会出现局部复发。在盆腔复发直肠癌中，盆腔廓清术虽具最高治疗潜力，但也会造成严重功能丧失。与初治直肠癌不同，局部复发直肠癌（locally recurrent rectal cancer，LRRC）肿瘤组织中存在大量乏氧细胞，具相对抗辐射性，故常规光子放疗对LRRC疗效并不满意（5年总生存率仅5%~6%）。粒子束（主要是质子和碳离子）不依赖于氧增强比（oxygen enhancement ratio，OER）或其他内源性因素，可诱导辐照细胞内DNA双链断裂，因此对放射性抗拒、乏氧和复发癌症的治疗有优势，且粒子束在改善剂量分布和使周围正常组织剂量最小化方面也有独特的物理学优势。小样本研究证实中国人群碳离子治疗（carbon ions radiotherapy，CIRT）对不可切除局部复发直肠癌有疗效和安全性。近年，随着免疫检查点抑制剂应用，放疗激活免疫远隔效应（abscopal effect）已成研究热点。动物实验表明 CIRT 对移植瘤小鼠可抑制转移和产生远隔效应。Eb-ner 等报道两例在 CIRT 后对复发转移性 CRC 表现出远隔效应。多项研究提示重离子比光子对免疫治疗的增敏效果更强。

二、粒子治疗适应证

（一）直肠癌新辅助放疗

Wolff 等纳入 25 例局部进展期直肠癌（UICC Ⅱ 或 Ⅲ 期）行新辅助放化疗，分别接受质子（PSB-PT）、容积调强（VMAT）、调强放疗（IMRT）和三维适形放疗（3D-CRT），通过 DVH 分析显示，与其他技术相比，质子治疗明显减少危及器官受照剂量。另一项研究，11 例 ⅡA-ⅣB 期直肠癌接受术前短程质子治疗（PSB-PT）（25 Gy/5F），同时为每个患者制定 3D-CRT 和 VMAT 计划，结果显示 PBS-PT、3D-CRT 和 VMAT 临床靶区覆盖相似，但 PBS-PT 对小肠、大肠、膀胱和股骨头的受照剂量显著降低，CT 验证扫描均显示良好靶区覆盖率，临床靶区体积 V100>95%。

（二）未接受过放疗的局部复发直肠癌

日本碳离子放射肿瘤学研究组（J-CROS）报告 2003~2014 年日本单纯手术后盆腔复发接受 CIRT 的 224

名直肠癌患，5年局部控制率（local control，LC）88%，5年总生存率（OS）为51%。3例出现3级急性毒性反应，12例观察到3级晚期毒性反应。Isozaki等报道CIRT治疗20例主动脉旁淋巴结复发的直肠癌，3年OS为57.9%，在包括结肠癌和直肠癌的全部34例中，未出现急性或晚期3级及以上毒性反应。GUNMA 0801是2011~2017年进行的前瞻性观察性研究，评估28例既往无放疗史的直肠癌盆腔复发者，CIRT治疗后3年OS、LC和无进展生存率（DFS）分别为92%，86%和31%。

（三）接受放疗后局部复发直肠癌

Habermehl等首次报道局部复发直肠癌再程放疗结果。从2011年至2013年，曾接受过50 Gy盆腔光子照射的19名患者，8名接受单束CIRT治疗，11名计划接受双束CIRT治疗，中位OS为9.1个月，中位无进展生存期（PFS）为20.6个月，未观察到3级或更高毒性反应。一项回顾性研究报告了14例盆腔曾接受过中位45 Gy光子照射的局部复发直肠癌进行再程CIRT治疗，骶前复发10例，会阴和肛周复发各1例，2例为尾骨前复发。首程放疗与再程CIRT中位间隔时间为65个月，GTV中位体积155 cm³，CIRT分次中位相对生物等效剂量3 Gy，中位总相对生物等效剂量60 Gy。1年和2年的LC分别为78%和52%，1年和2年的OS率分别为100%和76.2%，1年和2年无转移生存率分别为64.3%和43%，未观察到3级及以上急性/晚期毒性反应。

上述临床试验的结果显示，无论对初治直肠癌，或术后及放疗后复发直肠癌患者，粒子束放疗都具良好临床疗效，治疗相关副作用较小。但目前研究普遍为小样本单臂、Ⅰ/Ⅱ期或回顾性研究，缺乏相关大型随机对照研究，且需更长时间随访以确定长期疗效。

三、粒子治疗禁忌证

①一般状况差，恶病质；②合并重要器官严重疾病，无法耐受放疗；③全身广泛转移；④复发肿瘤侵犯消化道或膀胱。

四、粒子治疗方式

①笔形束扫描质子治疗（PBS-PT）；②被动散射质子治疗（PSPT）；③质子适形与调强放疗（IMPT）；④笔形束点扫描CIRT治疗；⑤均匀扫描CIRT治疗。

五、靶区定义

当使用3D-CRT治疗直肠癌时，俯卧位加"腹板"可使小肠盆腔环偏离靶体积。但对患者不仅舒适性欠佳，且常比仰卧位更不稳定。粒子治疗，精确的定位更关键，因此仰卧位突显优势。直肠癌患者俯卧与仰卧选择应因人而异。患者在固定装置对下肢进行指标性定位，以精确地重新定位骨盆区域。为制定治疗计划，进行 2.0~5.0 mm 的盆腔CT扫描，并在逐个病例基础上建议进一步成像，包括MRI和 ^{18}F-氟脱氧葡萄糖-PET/CT，以达最佳目标清晰度。

（一）质子治疗靶区定义

靶区据放射肿瘤协作组（RTOG）肛肠图谱指南、澳大利亚胃肠研究组（AGITG）针对肛管癌的勾画指南和图谱，以及2016年Valentini等发布的"国际专家共识指南"绘制，肿瘤靶体积（GTV）为基于盆腔增强CT、增强MRI和PET/CT所显示的肿瘤总体积和受累淋巴结。临床靶体积（CTV）应包括髂内淋巴结、直肠系膜和骶前间隙。如果可以，还应包括坐骨直肠窝。原发肿瘤临床靶体积（CTVp）特指原发灶的临床靶区，包括原发灶头脚方向外扩 2 cm 的范围。计划靶体积（PTV）是CTV在所有方外扩而获得，具体扩大范围据各机构标准进行，一般是CTVp或CTV左右、腹背方向外扩 0.5~1.0 cm，头脚方向外扩 1.0 cm，建议三维外扩。危及器官（OAR）

勾画：①小肠：定义为L5上界以下所有小肠肠袢，或从PTV上界以上1.0 cm开始向下勾画所有小肠肠袢；②外生殖器：男性生殖器应包括阴茎和阴囊，女性应包括阴蒂和大阴唇，小阴唇到腹股沟折痕，外生殖器上缘应位于耻骨联合中间；③膀胱：包括膀胱外膜层以内从膀胱穹隆到颈部的所有体积；④左右股骨头：在骨窗条件下勾画，包括双侧股骨头、股骨颈、大转子、小转子、股骨干近端至坐骨结节底部的水平；⑤阴道：从阴道延伸到子宫下缘软组织。

（二）碳离子治疗靶区定义

GTV为基于盆腔增强CT、增强MRI和PET/CT显示的肿瘤总体积。CTV为GTV外扩0.5~1.0 cm，并包括区域淋巴结（LN）。考虑在靶区中的区域淋巴结包括髂内、髂外和骶前淋巴结。CTVp特指原发灶临床靶区，包括原发灶头脚方向外扩2 cm范围。PTV是CTV在所有方向外扩0.3~1.0 cm获得，建议三维外扩。如皮肤、肠道或膀胱等危及器官临近肿瘤，则对PTV进行修改。

六、放疗剂量

目前尚无充分研究证据，仅按照目前小样本临床研究证据推荐剂量如下。

（一）无放疗史的局部复发直肠癌

CIRT 标准剂量为 73.6 Gy（RBE）/16F，持续 4 周。处方剂量为 DT=67.2~73.6 Gy（RBE）/16F，dpf =4.2~4.6 Gy（RBE），每周 4 天，共四周；对病灶靠近消化道且不适合做间隔物置入手术，CIRT 处方剂量 57.6 Gy（RBE）/12F，持续 3 周。也有推荐剂量为 DT = 48~52.8 Gy（RBE）/12F，dpf = 4.0~4.4 Gy（RBE），每周 4 天，共 3 周。上海质子重离子医院，GTV 的规定剂量为 57~72 Gy（RBE），19~20 次，每天 3 Gy（RBE）、3.3 Gy（RBE）或 3.6 Gy（RBE）。质子治疗剂量为 50~79.2 Gy（RBE）/18~38F，平均处方剂量 61.2 Gy（RBE），dpf = 2~4 Gy（RBE），每周至少 4 天。

（二）放疗后局部复发直肠癌

上海质子重离子中心，对接受过放疗患者，CTV 给予剂量为 48~75.6 Gy（RBE），16~21 次，每天 3 Gy（RBE）、3.3 Gy（RBE）或 3.6 Gy（RBE）。Habermehl 等研究，纳入接受过 50.4 Gy（范围 50.4~60.4Gy）盆腔光子辐射，CIRT 采用方案为 DT =36~51 Gy（RBE）/12F，dpf = 3 Gy（RBE），每周 4 天，共 3 周；Barcellini 等纳入接受过 45 Gy（范围 45~76Gy）盆腔光子照射者，CIRT

采用方案为 DT = 35~76.8 Gy（RBE）/16F，dpf =3~4.8 Gy（RBE），每周4天，共4周。Takiyama等纳入接受过盆腔光子照射中位剂量为 50 Gy（范围 20~74 Gy），再次给予 CIRT 治疗剂量为 70.4 Gy（RBE）[每次 4.4 Gy（RBE）]，每周 4 天共 16 次。

七、危及器官限量

目前尚无证据对粒子治疗复发直肠癌危及器官限量做出限制，相关临床研究中主要参考RTOG标准进行危及器官限量。有一项对比质子、VMAT、IMRT 和 3D-CRT的研究中，危及器官限量为：膀胱 V65≤25%，V40≤50%；小肠 V50≤10 cm³，V40 ≤100 cm³；睾丸：视具体个体PTV而定，尽可能低。另一项研究中的危及器官限量为：小肠 V15<300 cm³，V20<50 cm³，V25<2 cm³；膀胱，V25<45%；股骨头 $_{mean}$<18 Gy，V20<64%。

对既往盆腔放疗患者，CIRT肠道和膀胱 D2cc 剂量限制分别为 50 Gy（RBE）和 60 Gy（RBE），结合既往放疗剂量分布后剂量限制为 60 Gy（RBE）和 70 Gy（RBE），也有限制为44 Gy（RBE）和 50 Gy（RBE）。

在 NIRS，消化道的限制剂量是根据前列腺癌、宫颈癌和复发直肠癌的治疗效果确定的，大肠的最大剂量应低于83%的处方剂量。肠和膀胱的剂量限制分别为最大剂量低于30 Gy（RBE）/9F和60 Gy（RBE）/16F。在GUNMA 0801研究中，危及器官限量定义为肠道的平均剂量（D_{mean}）<50 Gy（RBE），肠道最大剂量（D_{max}）<60 Gy（RBE），以及膀胱1 cm³容积的剂量（D1cc）<60 Gy（RBE）。

八、不良反应

与光子治疗相比，粒子束放疗具独特物理学特点，可为肿瘤提供更适形剂量分布，在胃肠道和膀胱等危及器官保护方面更具优势。

多项研究评估了质子/重离子在未接受过放疗LRRC患者中的疗效和安全性。一项Ⅰ/Ⅱ期剂量爬坡试验中，235名LRRC患者（245个病灶）接受了CIRT，总剂量范围为67.2~73.6 Gy（4.2~4.6 Gy/4周）。其中仅1例出现3级急性毒性反应（胃肠道），未观察到其他严重急性反应；2例出现晚期3级皮肤反应。244个病灶的3年和5年LC分别为90%和88%。235名患者的3年和5年的OS分别为67%和46%。另一项研究评估了224例接受碳离子治疗的LRRC患者，总生存率为73%（3年）和51%（5年），局部控制率为93%（3年）和88%（5年）。其中有3名3级以上急性毒性反应，1人胃肠道毒性，2人盆腔感染；12名患者出现3级以上晚期毒性：皮肤损伤2例，胃肠道毒性2例，神经病变1例，骨盆感染7例。以上结果表明CIRT是治疗LRRC的一种安全有效的疗法，可提供良好局部控制率和总生存率，不良反应均在可接受范围。

对于接受过放疗的LRRC患者，正常组织可能已在初次治疗时接受了接近耐受剂量照射。由于担心再程放疗对正常组织，特别是肠道和膀胱的损伤，常采用姑息性治疗方式。一项研究表明，在77名接受CIRT再程放疗的LRRC患者，给予总剂量为70.4 Gy（16次，4.4 Gy/次），3年和5年总局部控制率分别为85%和81%，3年和5年总生存率分别为65%和38%。在治疗中，发生5例3级骨盆感染（2例合并疼痛，1例合并神经病变）。在16名患者中，发生29例次3级晚期毒性，包括盆腔感染13例，胃肠道中毒9例，皮肤反应1例，疼痛2例，神经病变4例。Chung等比较35名接受CIRT和31名接受X线放疗（XRT）的LRRC患者，结果表明CIRT较光子照射可显著提高局部控制率和总生存率，具更低晚期毒性反应。

对不可切除直肠癌的一线放疗，还缺乏针对质子/碳离子治疗与传统光子放疗比较的大型随机对照试验。有研究表明，质子/碳离子比三维适形放疗（3DCRT）在保护小肠、膀胱和股骨方面更具优势。在局部晚期直肠癌患者的术前治疗中，IMRT与笔形束扫描（PBS）PT的比较表明，PBS-PT可提供更低小肠V15（66 cc vs.286 cc）、膀胱和股骨头剂量。一项Meta分析表明，与传统光子放疗相比，PBT能够显著降低小肠辐射受量。计划分析显示，质子治疗明显降低危及器官和正常组织剂量，对计划联合强化疗方案患者和急性治疗毒性高风险患者，质子治疗可提高治疗耐受性。然而，目前尚缺乏针对原发性直肠癌质子/碳离子治疗的随机对照试验来验证其在疾病控制率、毒性和器官保留方面的潜在作用。

总之，与传统光子放疗相比，质子/重离子治疗在治疗局部复发直肠癌中具更好疾病控制率和更低毒性反应，而在原发性不可切除性直肠癌的围术期放疗，仍需进一步研究。

第十三章

妇科肿瘤的粒子治疗

一、宫颈癌的质子治疗

（一）概述

质子治疗以其独特剂量分布特点，在肿瘤放疗中具广泛适用范围及发展前景，对大多数恶性肿瘤，治疗效果优于普通光子治疗，不良反应及第二原发肿瘤的概率明显降低。质子治疗在妇科恶性肿瘤放疗中也有应用，目前研究已用于早期宫颈癌术后放疗、子宫内膜癌术后放疗、阴道癌、卵巢癌以及其他少见的妇科癌肿。但仅限于小样本临床 Ⅰ/Ⅱ 期研究，无随机对照研究。

（二）质子治疗适应证

在质子治疗（proton beam therapy，PBT）宫颈癌临床研究中，发现质子可用于与光子外照射联合治疗局部晚期宫颈癌（FIGO 分期 ⅡA–ⅣA 期），可作为近距离放疗、光子放疗后宫旁推量及腹主动脉旁照射的替代疗法，尤其在外照射结束后，在与正常组织（肠道、膀胱）距离较近的原发肿瘤病灶的推量应用中具有优势。此外，可用于早期宫颈癌术后辅助放疗。也应用于妇科肿瘤放化疗后盆腔局部复发肿瘤的再程放疗。除宫颈癌外，在子宫癌、阴道癌中也可参照宫颈癌进行治疗。

（三）质子治疗禁忌证

①一般状况差，恶病质；②合并重要器官严重疾病，无法耐受放疗。

（四）质子治疗方式

①质子扫描照射；②质子立体放疗；③质子适形与调强放疗；④较大照射野的质子治疗。

（五）质子治疗计划制定与实施

1.放疗靶区定义

①质子治疗局部晚期宫颈癌：靶区与 IMRT 相同：CTV 包括 GTV、近端 2/3 阴道、子宫、阴道旁和宫旁组织、骶前和髂内、外和髂总淋巴引流区。

②质子治疗早期宫颈癌术后、子宫内膜癌术后：靶区与 RTOG 推荐的 IMRT 勾画指南相同，研究中肿瘤靶区 PTV = CTV tumor + （10~13）mm，淋巴引流区 PTV = CTV nodal + （7~8）mm，尚无 OAR 勾画标准，可参照 IMRT 中 RTOG 勾画指南进行勾画。

③局部晚期宫颈癌外照射结束后质子替代后装放疗：CTV 为外照射同步放化疗三周时 MRI 显示的残留肿瘤病灶，PTV = CTV + 5 mm（根据 GEC-ESTRO 建议）。

2.放疗剂量

目前尚无充分研究证据支持，仅按照目前小样本临床研究证据推荐剂量如下：

①IMPT 盆腔外照射：PCTV 总剂量 DT = 45~50.4 Gy（RBE）/25~28F；1.8~2.0 Gy（RBE）/次。PGTV DT = 46~63 Gy（RBE）/F；3.3 Gy（RBE）/次。GTV 总剂量：DT = 74.5~92 Gy（RBE）。

②IMPT 替代近距离照射：总剂量 DT = 30 Gy（RBE）/5F；6 Gy（RBE）/次。

3.危及器官限量

目前无证据对质子治疗妇科恶性肿瘤危及器官受量作出限制，相关临床研究中主要参考 RTOG 标准、GEC-ESTRO 推荐剂量进行危及器官限量。目前的研究中，IMPT 外照射：膀胱 D_{mean}=32~42 Gy（RBE），V45=28%~45%，直肠 D_{mean}=41 Gy（RBE），V30= 75%~83%，小肠 D_{mean}=13 Gy（RBE），V45=23%~34%，结肠 V20=50%，V45 = 40%；骨盆骨髓 V10 = 39.5%~61.1%，V20=27.4%~48%。替代后装放疗：膀胱 D2cc=20 Gy（RBE），直肠 D2cc=12 Gy（RBE），小肠 V5=88%，V20=22%，V45=1%~3%。结肠：D_{mean}=4 Gy（RBE），2cc=9 Gy

（RBE）。

（六）质子治疗并发症

在质子治疗剂量学研究中，IMPT与IMRT/VMAT相比可减少膀胱、肠道、股骨头的剂量，重要的是减少直肠的剂量。此外，IMPT相对于VMAT的优势在低剂量区域（例如V5，接受5 Gy或以上剂量的体积）比高剂量区域（例如V45）更明显。尽管剂量学中质子治疗的毒性反应低，但对质子治疗后肠道及泌尿道毒性的临床报道不多，尚需进一步验证。此外，IMPT对于骨盆骨髓的保护要优于光子治疗，尤其对低剂量区域更有优势，也符合质子物理学特点，对正常组织保护要优于光子治疗。目前临床中观察到的质子联合顺铂单周化疗治疗宫颈癌，2级白细胞减少发生率为33%，3级白细胞减少发生率为11%，相对较低。

二、宫颈癌的碳离子治疗

（一）概述

放疗是宫颈癌一种主要的疗法，包括早期宫颈癌术后辅助放疗，局部晚期宫颈癌的根治性放疗。目前在重离子治疗中，只有碳离子治疗宫颈癌，且仅适于局部晚期患者（ⅡB期-ⅣA期）。根据FIGO和NCCN指南推荐，体外放疗和腔内后装放疗联合以顺铂为基础的同步化疗是局部晚期宫颈癌的标准治疗方案。虽然该方案大大提高了局部晚期宫颈癌疗效，但晚期胃肠道毒性和泌尿道毒性的控制仍不理想，且该方案对局部大体积肿瘤和宫颈腺癌患者的疗效不佳。碳离子具有物理和生物学方面独特优势，适于辐射不敏感肿瘤的治疗；在体内散射较小，使直肠和膀胱照射剂量更低，能更好保护正常组织。宫颈癌位于盆腔，局部晚期宫颈癌大多肿瘤体积大，常伴有明显的缺氧坏死，对光子放疗不敏感，且周围被辐射敏感的器官（直肠、膀胱、小肠）包围，适合碳离子治疗。

（二）碳离子治疗适应证

所有碳离子治疗宫颈癌的临床证据支持碳离子在局部晚期宫颈癌（FIGO 分期 ⅡB–ⅣA 期，鳞癌、腺癌、腺鳞癌）中的应用。其中，ⅣA 期只包括膀胱侵犯，直肠侵犯者尚无证据支持可用碳离子治疗。此外，宫颈局部肿瘤大于或等于 6 cm 者更能从碳离子治疗中获益。

（三）碳离子治疗禁忌证

①患者一般状况差，恶病质；②合并重要器官系统严重疾病，无法耐受放疗；③肿瘤侵犯肠道（直肠、小

肠），碳离子治疗可造成肠瘘。

（四）碳离子治疗计划制定及实施

1.放疗技术选择及放疗计划的制定

根据NIRS经验，碳离子治疗宫颈癌选择三维适形技术，（HIPAN和Xio-N计划系统）。碳离子治疗计划通过HIPAN和Xio-N计划系统进行计算，该系统用了笔形束算法并联合一个剂量计算引擎（K2-Dose），照射野通过被动辐射法产生。相对生物效应（RBE）被纳入吸收剂量中，并采用展宽布拉格峰的概念，临床剂量被定义为Gy（RBE）。两个照射野（前-后和后-前野）分成六个小野，处方剂量为3.0 Gy RBE×12，即36 Gy RBE。计算剂量分布以达到最小剂量覆盖（95%PTV体积的剂量）大于95%。

2.定位技术规范

（1）碳离子治疗宫颈癌定位前准备

为尽量减少宫颈移动，膀胱内灌注生理盐水100~150 ml，每次治疗时进行阴道填塞。此外，在最后7次治疗时，将无菌棉球浸泡在造影剂中进行阴道填塞，通过阴道填塞物的位置可以确定宫颈的位置。也可使用特制的阴道固定装置，用于固定患者的宫颈位置，并将直肠与肿瘤隔开，研究结果认为使用阴道固定装置可减少直肠高剂量体积。此外，需在整个治疗期间使用泻药预防便秘。

（2）CT模拟定位

患者仰卧于CT扫描床固定体架上，双臂上举抱头或交叉握杆，双腿自然并拢，全身放松，热塑体膜固定体部。扫描条件设为轴位扫描，层厚一般为5 mm，扫描范围根据病变部位、范围设定。

3.放疗靶区定义

（1）盆腔照射

包括全盆腔照射和局部加量。整个疗程中共计划进行3次CT扫描。GTV：根据MRI和临床检查确定的大体肿瘤体积。临床靶区CTV：CTV-1：全盆腔照射，包括原发部位（GTV、全子宫、宫旁组织、至少阴道上半部分和卵巢）和整个盆腔淋巴结区域（髂总、髂内、髂外、闭孔、和骶前淋巴结区域）。PTV-1：包括CTV-1加上考虑定位不确定性的5 mm安全外放边界和考虑子宫运动的1.5 cm安全边界。完成全盆腔照射后，CTV-2：包括原发部位和肿大淋巴结。PTV-2：增加5 mm或1.5 cm的边界。最后，CTV-3：缩至GTV，PTV-3不增加边界。注意：尽可能将正常组织结构，如直肠、乙状结肠、膀胱和盆腔内小肠从PTV中排除。如果PTV-1和PTV-2与正常组织重叠，则优先考虑靶区覆盖。PTV-3要完全排除肠道。

（2）盆腔及腹主动脉延伸野照射

治疗包括预防性扩大野照射和局部加量。整个疗程中共计划进行3次CT扫描，临床靶区（CTV）根据肿瘤缩小情况调整2次。扩大野照射（CTV-1）：包括原发肿瘤、子宫、卵巢、宫旁组织、至少阴道上1/2、腹主动脉旁淋巴结和盆腔淋巴结（髂总、髂内、髂外、闭孔和骶前淋巴结）。PTV-1：包括 CTV-1 加上 5 mm 安全边界。CTV-1 至少包括处方剂量的90%。完成 CTV-1 照射后进行第二次 CT 扫描，CTV2：包括大体肿瘤体积（GTV）和子宫颈、子宫体、宫旁组织、阴道上1/2、卵巢和肿大淋巴结。PTV-2增加 5 mm 的外放边界。最后，再次 CT 扫描，CTV-3：缩小至 GTV，PTV-3 不增加边界。尽可能将正常组织结构，如直肠、乙状结肠、膀胱、盆腔内小肠等结构在 PTV 中排除。如果 PTV-1 和 PTV-2 与正常组织重叠，则优先考虑靶区覆盖。PTV-3要将肠道完全排除。

（3）危及器官限量

在碳离子治疗宫颈癌的早期两项临床试验中，18%的患者在临床研究开始后发生了严重胃肠道（GI）并发症。因此，日本从2001年开始应用优化后的治疗技术，根据早期2项研究的剂量体积直方图（DVH）分析，需将胃肠道从PTV-3中完全排除，并将胃肠道的剂量限制在小于60 Gy（RBE），可大大减少严重胃肠道并发症的发生。此外，在碳离子治疗宫颈癌危及器官剂量方面的研究结果表明：根据直肠的剂量-体积直方图数据，≥1级直肠炎患者的D5cc和D2cc显著高于无直肠炎患者，≥1级膀胱炎患者的膀胱D5cc显著高于无膀胱炎患者。直肠D2cc与≥1级晚期直肠炎的发生相关，膀胱D5cc与≥1级晚期膀胱炎的发生相关。将D2cc维持在57.3 Gy（RBE）以下可以降低其风险。同时，单因素分析表明，将D5cc维持在64.8 Gy（RBE）以下可以降低膀胱疾病的风险。对于小肠、股骨头的剂量限制目前还缺乏标准，可参考SBRT正常组织剂量限制来执行。

4.位置验证

每次治疗时，用固定装置将患者固定在治疗床上，用计算机辅助、在线定位系统验证患者的位置。拍摄数字正交 X 线图像，将定位图像与 CT 扫描数字重建的参考图像进行比较。如果定位差异>2 mm，则移动治疗床，直至达到可接受位置。计算靶区和周围正常结构的辐射剂量，以 Gy（RBE）表示，Gy（RBE）定义为物理剂量乘以碳离子的 RBE。

5.同步放化疗

对碳离子治疗联合化疗方案在部分研究中已证实碳离子同步放化疗 2 年、5 年 LC、OS 均优于单纯放疗。方案为碳离子治疗期间每周给予顺铂（40 mg/m²）化疗，共 5 个疗程。顺铂周方案化疗均已证实其有效性及安全性，其他铂类药物、双药联合化疗方案尚未得到证实。

6.后装腔内放疗

碳离子外照射联合后装腔内放疗疗效尚不十分明确，仅有一项研究报道了碳离子外照射联合影像引导三维后装放射治疗局部晚期宫颈癌，4 年 OS 为 83%。具体方案为：碳离子治疗包括全盆腔照射 36 Gy（RBE）/12F，后原发部位和阳性淋巴结局部加量 19.2 Gy（RBE），分 4 次。碳离子治疗结束后给予 3 次 3D 图像引导近距离放射治疗，高危 CTV 28~30 Gy。同时每周给予顺铂 40 mg/m² 化疗。碳离子治疗和 3D 图像引导近距离放射治疗的直肠乙状结肠 D2cc 总剂量在 67.2~71.3 Gy，生物等效剂量为单次 2 Gy。

7.放疗剂量

目前尚无充分研究证据支持，仅按照目前小样本临床研究证据推荐剂量如下：

碳离子盆腔外照射：总剂量 DT = 68~74.4 Gy（RBE）/20F。其中 PTV1（全盆腔）：DT = 36 Gy（RBE）；3 Gy（RBE）/次；PTV2（原发灶+阳性淋巴结）：DT = 13.2~19.2 Gy（RBE）；4~4.8 Gy（RBE）/次；PTV3（残留原发灶）：DT = 13.2~19.2 Gy（RBE）；4~4.8 Gy（RBE）/次。

碳离子盆腔+腹主动脉联合野外照射：总剂量 DT = 72 Gy（RBE）/20F。其中 PTV1（全盆腔+腹主动脉旁）：DT = 39 Gy（RBE），3 Gy（RBE）/次；PTV2（原发灶+阳性淋巴结）：DT = 15 Gy（RBE），3 Gy（RBE）/次；PTV3（残留原发灶）：DT = 18 Gy（RBE），9 Gy（RBE）/次。

碳离子盆腔外照射联合三维腔内后装放疗：碳离子盆腔外照射总剂量 DT = 55.2 Gy（RBE）/16F。其中 PTV1（全盆腔）DT = 36 Gy（RBE）/12F，3 Gy

（RBE）/次；PTV2（原发灶+阳性淋巴结）DT = 19.2 Gy（RBE）/4F，4.8 Gy（RBE）/次。3D后装放疗剂量：CT-VHR D90 = 28.6~36.4 Gy（RBE），分3次治疗。

（五）碳离子治疗并发症及防治

放疗最常见并发症是放射性肠炎及膀胱炎。根据长期随访结果，第二原发恶性肿瘤的发病率碳离子治疗治疗后与光子放疗相似。

1.放射性肠炎

碳离子治疗局部晚期宫颈癌，3-4级急性放射性肠炎发生率为0，3-4级晚期肠炎发生率可达0~1.7%，前提是所有肠道，包括小肠、结肠、直肠最大剂量小于60 Gy（RBE），主要表现为直肠出血，肠瘘。碳离子治疗联合顺铂单周方案化疗，3-4级晚期肠炎发生率高于单纯碳离子治疗，可达3.2%；另外，宫颈癌ⅣA期患者，4级晚期肠炎发生率高达13.8%，表现为肠瘘，均为直乙结肠最大剂量大于60 Gy（RBE）。碳离子盆腔联合腹主动脉延伸野放疗增加了1-2级急性放射性肠炎的发生率，但并未增加3-4级放射性肠炎的发生率。

2.放射性泌尿道损伤

碳离子治疗局部晚期宫颈癌（Ⅱ-Ⅲ期），3-4级急性和晚期泌尿道损伤发生率低。对于伴有膀胱侵犯的Ⅳ A期患者，发生3-4级晚期泌尿道毒性的发生率高，据报道27.6%的患者发生膀胱阴道瘘，因此对于膀胱侵犯的Ⅳa期宫颈癌患者应慎重选择碳离子治疗。

（六）碳离子治疗后疗效评估及随访

碳离子治疗后疗效评价手段与光子放疗相同，根据实体瘤疗效评价标准进行疗效评价。主要包括：①体格检查：妇科检查是最直接的检查方式，由两名副主任医师以上医生判断肿瘤缓解情况；②盆腔MRI：治疗前后盆腔MRI可判断原发灶、转移淋巴结缓解情况；③胸腹部CT/MRI：评估远处转移；④PET/CT：放疗前后SUV值的变化可评估疗效；⑤宫颈刮片/活检：检测肿瘤局部复发情况。随访时间：治疗结束后前2年每1~3个月随访一次，此后每3~6个月随访一次。

三、其他妇科癌的重离子治疗

（一）不可手术切除子宫内膜癌

碳离子可作为不可手术子宫内膜癌的一种治疗选择，尽管碳离子治疗子宫内膜癌的研究显示了与光子联合同步放化疗治疗子宫内膜癌相似的生存率，但是，碳离子治疗可使患者免受腔内近距离放疗痛苦。因此，碳离子可被认为是不能手术的子宫内膜癌，且不愿腔内后装放疗患者的替代治疗。研究表明，碳离子治疗不可手术切除的子宫内膜癌，其2年、5年的局部控制率（LC）分别为：57.1%和42.9%；2年、5年的总生存率（OS）分别为：85.7%和57.1%。此外，碳离子治疗子宫内膜癌的结果提示，原发灶剂量大于68.0 Gy（RBE）是取得良好疗效的关键，特别是对于Ⅲ期患者。放疗靶区包括全盆腔照射和两次局部加量。全盆腔照射的临床靶区（CTV1），由原发部位（GTV、全子宫、宫旁组织、卵巢和至少阴道上1/2）和整个盆腔淋巴结区域（髂总、髂内、髂外、闭孔和骶前淋巴结区域）组成。全盆腔照射（PTV-1）的计划靶区（PTV）包括CTV-1加上3 mm外放边界和子宫加上运动内和运动间的10 mm外放边界。在完成PTV1照射后，首次局部加量（CTV-2）：由原发部位和肿大淋巴结组成。PTV-2在CTV-2上外扩5~10 mm。最后，CTV仅缩小至GTV（CTV-3），PTV-3不外扩边界。放疗剂量推荐：PTV1：DT = 36 Gy（RBE），3 Gy（RBE）/次；PTV2：DT = 13.2~19.2 Gy（RBE），3.3~4.8 Gy（RBE）/次；PTV3：DT = 13.2~19.2 Gy（RBE），3.3~4.8 Gy（RBE）/次；总剂量 = 62.4~74.4 Gy

（RBE）/20F。

（二）妇科恶性黑色素瘤

恶性黑色素瘤（MM）一直被认为是一种放射抗拒的肿瘤，光子放疗疗效差，即使采用单次大剂量放疗，完全缓解率仅有20%~30%。碳离子因其特殊的物理和生物学特性，适用于黑色素瘤等抗辐射肿瘤的治疗。根据目前报道，碳离子治疗妇科黑色素瘤的3年LC和OS结果分别为49.9%和53.0%，疗效与手术相似。而且外阴MM疗效优于阴道MM，而阴道MM优于宫颈MM。此外，肿瘤浸润深度可能影响碳离子治疗妇科黑色素瘤的预后。放疗靶区勾画推荐：临床靶区（CTV-1）包括肉眼和潜在显微镜下病变的所有区域，包括子宫、阴道和/或外阴、盆腔淋巴结（髂内、髂外、闭孔）和腹股沟淋巴结，PTV1在CTV1基础上外扩3~5 mm的安全边界。CTV-2包括GTV和肿大淋巴结，PTV2在CTV2基础上外扩3~5 mm，高危器官，如小肠、结肠、直肠和膀胱，尽可能从计划靶区（PTV）中排除。放疗剂量：PTV1：DT=36 Gy（RBE），3.6~4 Gy（RBE）/次；PTV2：DT=21.6 Gy（RBE），3.6 Gy（RBE）/次；总剂量=57.6 Gy（RBE）/16F。

（三）不良反应

重离子治疗其他妇科肿瘤不良反应与碳离子治疗宫颈癌类似。需注意如果 PTV-1 和 PTV-2 与正常组织重叠，则优先考虑 PTV 的覆盖范围。但是，要将胃肠道从 PTV-3 中完全排除，胃肠道的剂量限制在 60 Gy（RBE）以下，避免发生严重晚期肠道损伤。

第十四章

骨与软组织肿瘤的粒子治疗

一、概述

骨与软组织肉瘤（bone and soft tissue sarcoma，BSTS）是指一类发生在间叶系统的肿瘤，包括原发恶性骨肿瘤和软组织肉瘤两大类，约占成人恶性肿瘤的1%，占儿童恶性肿瘤的15%。骨肉瘤（35%）、软骨肉瘤（30%）和尤文肉瘤（16%）是最常见的三种原发恶性骨肿瘤。而软组织肉瘤则病理类型复杂，含有众多组织亚型，目前已知亚型有50余种，其中最常见的是未分化多形性肉瘤、脂肪肉瘤及平滑肌肉瘤等。由于颅骨与下颌骨在解剖学上与中枢神经系统、五官及颌面关系密切，往往归于头颈部肿瘤的专业范围。内脏脏器组织中也包含有结缔组织，某些良、恶性肿瘤亦可起源于这些部位，由于这些肿瘤发生的部位与内脏解剖关系密切，影响内脏功能，因此此类肿瘤也不包括在骨及软组织肿瘤之中。本指仅涉及躯干及四肢部位骨与软组织肿瘤的重离子治疗。

病理组织学诊断、影像学诊断在骨与软组织肿瘤诊断中具举足轻重地位。外科手术是骨与软组织肿瘤的首选治疗手段，通过手术可进行外科分期，对肿瘤（尤其是恶性肿瘤）局部和远隔转移的危险程度进行分类。根据肿瘤的分化程度及肿瘤部位、是否存在远处转移等进行分类，对决定不同患者治疗方案非常重要。在骨与软组织肉瘤的手术治疗中，随着术后辅助放疗及挽救性治疗进展，保肢治疗方法越来越广泛使用。研究表明四肢软组织肉瘤患者采用保肢手术结合辅助放疗，其生存率与截肢术相当；而且四肢高级别软组织肉瘤的术后辅助放疗在提高局部控制率同时可延长患者生存时间。然而，许多部位肿瘤是不能完全切除，取决于肿瘤的位置、大小和/或侵袭深度；而累及脊柱、骨盆和身体其他中轴部位的肿瘤则不一定能行手术切除。

由于骨与软组织肿瘤的生物特性，大多数骨与软组织肿瘤对常规光子放疗不敏感，而质子/重离子由于独特的放射物理学和生物学优势，在辐射抗拒肿瘤治疗中显示一定优越性。

二、粒子治疗适应证

粒子治疗可用于四肢及躯干骨与软组织肿瘤的术前新辅助治疗、术后辅助治疗、根治性治疗和姑息性治疗。粒子治疗的常见肿瘤类型包括：起源于骨组织的肿瘤，如骨肉瘤、软骨肉瘤、尤文肉瘤、脊索瘤、恶性纤维组织细胞瘤、骨巨细胞瘤；起源于四肢及躯干软组织的肿瘤，如恶性纤维组织细胞瘤、脂肪肉瘤、平滑肌肉瘤、纤维肉瘤、滑膜细胞肉瘤、横纹肌肉瘤、恶性周围神经鞘肿瘤/恶性神经鞘瘤等。

三、粒子治疗禁忌证

①一般状况差，恶病质；②合并重要器官严重疾病，无法耐受放疗；③肿瘤局部感染、活动性出血等。

四、粒子治疗计划制定

（一）总体治疗原则

Ⅰ期肢体肿瘤，行单纯手术，如切缘距离肿瘤小于1 cm或切缘阳性者，补充术后放疗；Ⅱ-Ⅲ期肢体肿瘤，术前放疗+保肢手术或保肢手术+术后放疗，巨大深部肿瘤可考虑新辅助/辅助化疗。不可切除的肿瘤则予以根治性放疗，并序贯化疗或放化疗，有手术机会者行手术切除。

（二）靶区勾画

在增强薄层CT图像行靶区勾画，通过图像融合技术，用增强MRI评估肿瘤侵犯骨骼及软组织范围，PET/CT用于评估治疗后残留肿瘤区域。美国肉瘤放疗专家组发布了肢体肉瘤放疗靶区勾画的原则，GTV为影像可见肿瘤范围，GTV纵向外扩3 cm，横向外扩1.5 cm形成

CTV，并包括CT和MRI图像上的病灶增强区域，均限于筋膜平面、骨或皮肤之内；对于组织学分级高、侵袭性强、术后复发肿瘤，CTV应包括更大的范围。在图像引导放疗的条件下，CTV外放5 mm形成PTV；如肿瘤毗邻重要脏器（如肠、皮肤和脊髓），适当减小外扩边界。

（三）治疗剂量

1.碳离子治疗剂量

碳离子治疗剂量主要参照日本国立放射研究所（NIRS）和德国海德堡离子束治疗中心（HIT）的骨与软组织肉瘤的研究方案。NIRS建议总治疗次数为16F，每天1次，每周4次，共4周，照射剂量范围为52.8~73.6 Gy（RBE）。其中推荐给予四肢肉瘤的标准剂量为70.4 Gy（RBE），脊柱肿瘤为64.0 Gy（RBE），骶骨脊索瘤为67.2 Gy（RBE）。HIT建议总治疗次数为20F/22F，照射剂量范围为60~66 Gy（RBE）。其中推荐软骨肉瘤为60 Gy（RBE），脊索瘤为60~66 Gy（RBE）。

2.质子治疗剂量

骨与软组织肉瘤的质子治疗经验主要来自美国和欧洲的研究。骨来源和软组织来源的肉瘤总剂量差异较大，单次剂量多为1.8~2.0 Gy（RBE）/F。推荐总剂量：

骨肉瘤为 68.4±5.4 Gy（RBE），软骨肉瘤为 70~73.8 Gy（RBE），脊索瘤为 74 Gy（RBE），横纹肌肉瘤为 50.4 Gy（RBE）。

（四）定位及照射野设计

借助定位辅助工具，尽可能保持患者于舒适体位进行治疗；由于现有碳离子治疗设备没有旋转机架，通常为固定角度治疗头，因此必须根据肿瘤位置选择恰当的体位进行治疗，通常采用仰卧位、俯卧位和倾斜仰卧位，利用个体化固定装置进行固定后，采集 CT/MR 定位影像，设计三维碳离子治疗计划；一般采用 3 个及以上角度的射野以避免正常组织损伤。

每次治疗时，用固定装置将患者定位在治疗床上，用计算机辅助、在线影像验证系统验证患者的位置。EPID 拍摄数字正交 X 线图像或 Cone-beam CT 采集实时 CT 图像，与定位 CT 数字重建参考图像进行配比，必要时通过移动治疗床进行位置校正，保证 X、Y、Z 各个方向的误差小于 2 mm，然后开始治疗。

（五）注意事项

承重骨应至少保护 1/2 横断面范围；尽量避免全关节腔照射和大肌腱韧带照射；治疗中注意遮挡性腺以保

留生育功能；治疗期间可配合物理治疗，以改善肢体功能；肢体照射时应注意留出 1.5~2 cm 范围皮肤引流区域；术后照射野尽可能包全瘤床、瘢痕及切缘外 2 cm；手术瘢痕可作为照射野设计的标志；同步配合化疗时应适当降低治疗总剂量及单次剂量。

五、危及器官限量

大于 20 Gy（RBE）会导致骨骺提早闭合；大于 40 Gy（RBE）将导致骨髓溶解；骨皮质接受大于或等于 50 Gy（RBE）照射时，可导致骨折及手术切口愈合延迟并发症。因此限定骨骺区小于 20 Gy（RBE），骨髓小于 40 Gy（RBE），骨皮质小于 50 Gy（RBE），关节间隙小于 45 Gy（RBE）。脊髓小于 45 Gy（RBE），躯干部位肿瘤参照头颈、胸部、腹部及盆腔危及器官限量标准进行限制。

BSTS 质子/重离子治疗的 OAR 剂量限制尚未建立统一标准，主要参考来自日本碳离子机构的临床数据。因碳离子优异的剂量分布，单次照射方案中 OAR 剂量并无特殊要求。

六、粒子治疗并发症

术后切口延迟愈合；骨与软组织生长发育异常；肢

体不等长（差距在2~6 cm者，使用增高鞋，否则需行手术矫正）；受累骨骨质疏松；骨折风险增高；关节纤维化导致功能障碍；软组织水肿；化疗药物引发放疗回忆反应；皮肤褪色和/或毛细血管扩张；继发第二恶性肿瘤。

七、随访

至少包括功能状态检查、原发肿瘤MRI检查、胸部CT检查，前2年每3月随访1次，然后每年1次。如果有临床指征，考虑行骨扫描或PET/CT检查。

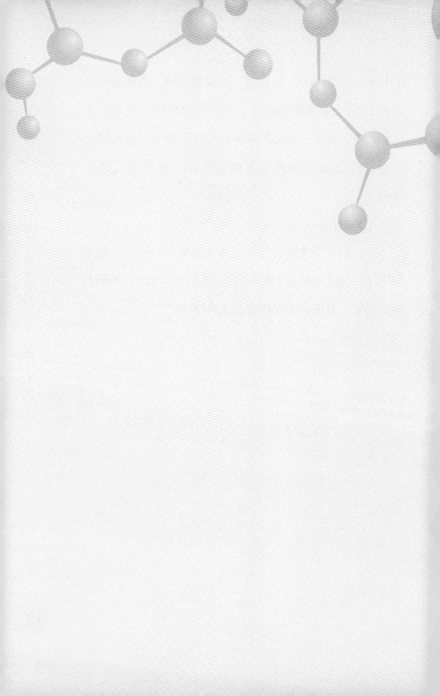

第十五章

儿童肿瘤的质子治疗

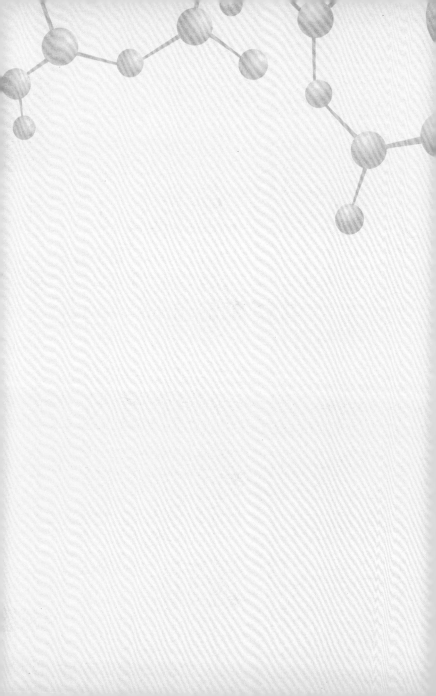

一、概述

儿童恶性肿瘤较为罕见，每年新发病率不到1%，但近年发病率有增加趋势。儿童肿瘤治疗领域在过去30年中取得重大进展，患者生存率显著提高。但肿瘤仍是仅次于意外事故的儿童第二大死因。

研究结果显示，2018年至2020年我国平均每年新发儿童和青少年肿瘤患者4.038万名；三年平均总发病率为126.48/百万；0-14岁儿童肿瘤的发病率为122.86/百万，15-19岁青少年癌症的发病率为137.64/百万。在儿童中，排名前三位的肿瘤依次为白血病（42.33/百万）、中枢神经系统肿瘤（19.59/百万）和淋巴瘤（11.54/百万）；而在青少年中，恶性上皮癌和黑色素瘤位居第一（30.39/百万）、其次是白血病（30.08/百万）和中枢神经系统肿瘤（16.75/百万）。近60%的患者是实体瘤，说明儿童实体瘤流行病学占比此前显然被低估。

随着放疗和麻醉技术的发展、对放射生物学理解加深，从常规二维放疗到三维适形/调强放疗（3D-CRT/IMRT）、立体定向放疗（SRS/SBRT）等方式，儿童肿瘤的放疗致力于提高治愈率和之后发育期及其成人期的生活质量。

质子射线放疗（proton therapy，PT）作为放疗领域又一划时代进展，剂量学优势与传统光子或 X 射线相比，由于剂量沉积方式的固有差异，质子治疗降低正常组织照射剂量，尤其是沉积的积分剂量显著低于光子，有助于保护儿童生长发育和减少长期毒副反应。

由于质子治疗儿童肿瘤的预期获益，每年接受质子治疗的儿童人数迅速上升。2016 年一项对全球 11 个国家 54 个质子治疗中心调查显示，接受质子治疗的 1860 例儿童及青少年患者中，排名前三位的肿瘤分别为横纹肌肉瘤、髓母细胞瘤和室管膜瘤。其中，中枢神经系统肿瘤、颅外肉瘤分别占 48% 和 25%。

目前多数关于儿童肿瘤质子治疗的文献都是单中心回顾性或前瞻性二期临床研究，近年也有一些相关共识发布。

值得注意的是，迄今为止大多数文献和共识中采用的质子射线治疗技术为被动散射（passive scattering，PS）技术。而铅笔束扫描（pencil beam scanning，PBS）技术，作为质子治疗的新兴技术，可对照射野的强度和能量进行逆向优化，被称为调强质子治疗（IMPT）。

PBS技术治疗速度更快，具有更大照射野，且在束流路径中省略了补偿器和准直器，可大幅减少中子污染，种种优势使其预计将成为儿童肿瘤质子治疗中最为常用治疗技术。PBS技术既可采用单野优化（single filed optimization，SFO），也可采用多野优化（multi-field optimization，MFO），取决于剂量适形性和计划鲁棒性之间的取舍，因此需要仔细进行计划设计、鲁棒性评估和治疗实施。

二、质子治疗适应证

儿童肿瘤质子治疗的适应证包括中枢神经系统肿瘤（髓母细胞瘤、室管膜瘤、神经胶质瘤、非典型畸胎瘤/横纹肌瘤、颅咽管瘤、生殖细胞瘤）和非中枢神经系统肿瘤（脊索瘤、软骨肉瘤、横纹肌肉瘤、尤文氏肉瘤、骨肉瘤、视网膜母细胞瘤、淋巴瘤、神经母细胞瘤）和肾肿瘤。之后的小节将以横纹肌肉瘤、髓母细胞瘤和室管膜瘤为例，结合现有临床研究证据，提供以下推荐。

（一）横纹肌肉瘤

横纹肌肉瘤起源于恶性间叶组织，是最常见的儿童软组织肉瘤。横纹肌肉瘤具有双峰发病率，6岁及6岁以下儿童患者占约2/3，青少年患者占约1/3。

治疗方案需基于风险类别。风险类别基于肿瘤来源部位、组织学、淋巴结受累、转移播散和手术切除的程度划分。所有患者均应接受高强度化疗方案的化疗。

（二）髓母细胞瘤

髓母细胞瘤是儿童最常见的中枢神经系统恶性肿瘤，好发于颅后窝，具有沿软脑膜播散倾向。3岁以上髓母细胞瘤患者的标准治疗包括最大程度的手术切除，继以全脑全脊髓照射（Cranial-Spinal Irradiation，CSI）和化疗。治疗方案基于患者年龄、手术切除的范围、是否存在中枢神经系统播散及组织学特征的风险类别。

（三）室管膜瘤

室管膜瘤可能出现在任何年龄段，但在幼童中最为常见，占儿童脑肿瘤的10%。平均诊断年龄为6岁，但30%的室管膜瘤发病于<3岁儿童。脑部和脊髓中的室管膜细胞构成了脑脊液流动通道的内衬层，室管膜瘤就始于室管膜细胞。

对于儿童室管膜瘤，在最大限度的手术切除后，再进行局灶性头颅放疗，可获得最佳的生存结果。用质子治疗儿童颅内和脊柱室管膜瘤的一系列初步临床经验表明，与光子照射相比，术后质子治疗毒性低，疾病控制类似，是安全有效的。

三、质子治疗禁忌证

一般体能状态差、恶病质、无法耐受放射治疗；预期生存时间小于 3 个月；存在活动性合并症如心血管或脑血管疾病等事件，消化道出血、穿孔，大量胸腹水，呼吸困难者；存在广泛器官转移性病变；曾接受过同一部位放疗，危及器官已达最大耐受剂量；无法配合对应镇静或麻醉手段等。

四、质子治疗计划制定及实施

（一）放疗前定位及准备工作

基于患者年龄和认知状况，可考虑使用镇静或麻醉，有助于提高患者的舒适性和摆位准确性。体位固定是摆位重复性的关键。对于脑膜旁横纹肌肉瘤，建议使用三点面罩，但若需要淋巴结照射，则应首选五点面罩。CSI 治疗可采用仰卧位或俯卧位，因仰卧位具有更好的舒适性、重复性，及方便实施麻醉，故应优先考虑。同时考虑使用面罩和真空塑形垫固定头部和肢体，以保证在照射整个脊柱长轴时的体位重复性。

若无禁忌证，有需要化疗的，可在化疗前后进行增强 MRI、CT 和 PET/CT 扫描，以评估颅内侵犯、神经外周扩散、肿瘤对化疗的反应和术后状态。多模态影像还应与模拟定位CT融合，若摄片体位不同则需进行形变配准，以帮助实施肿瘤的靶区勾画。用于制定治疗计划的模拟定位CT必须平扫，以降低剂量分布计算误差。

（二）靶区定义及治疗剂量推荐

儿童肿瘤质子治疗的分割方式，目前大多数文献报道都采用每日 1.8 Gy（RBE）。以下推荐也均表示为 Gy（RBE），并采用相同分次剂量。一项涉及儿童肿瘤质子治疗分割剂量的前瞻性四期临床试验（NCT03223766）正在美国圣裘德儿童研究医院（St. Jude Children's Research Hospital，SJCRH）进行，目标入组1000名患者，将在2037年完成。之后小节将以仍横纹肌肉瘤、髓母细胞瘤和室管膜瘤为例，结合现有临床研究证据，提供以下靶区定义及治疗剂量推荐。

1.横纹肌肉瘤靶区定义及治疗剂量推荐

GTV_{36Gy} 应包括诊断（化疗前）时所有肉眼可见和镜下可疑肿瘤，以及任何可能受累的淋巴结；CTV_{36Gy} 由 GTV_{36Gy} 外扩 1 cm 的边界形成。

$GTV_{50.4Gy}$ 应包括在原发肿瘤部位和淋巴结（如最初受累）化疗后，MRI、CT 和/或 PET 中显示的任何肉眼可见的残留病灶和可疑异常病灶。基于诱导化疗后肿瘤的退缩情况可减少放疗的照射野。若化疗后出现肿瘤完全缓解（较罕见），则放疗照射剂量无需超过 36 Gy；$CTV_{50.4\,Gy}$ 由 $GTV_{50.4\,Gy}$ 外扩 1 cm 的边界形成。

2.髓母细胞瘤靶区定义及治疗剂量推荐

GTV_{CSI} 应包括被硬脑膜包绕的整个大脑和椎管。CTV_{CSI} 下界应包括脊柱 MRI 显示的马尾处，常位于 S3 椎体水平。

CSI 剂量取决于风险类别，目前标准危险和高危患者的推荐剂量分别为 23.4 Gy（RBE）和 36 Gy（RBE），两者瘤床均需加量至总剂量达到 50~55.8 Gy（RBE）。

3.室管膜瘤靶区定义及治疗剂量推荐

术前 GTV 包括手术切除前的影像诊断所确定的总肿瘤体积，术后 GTV 包含手术切除后的肿瘤腔和任何残留的肿瘤。

$CTV_{54~59.4\,Gy}$ 在术后 GTV 基础上扩大 1 cm，并应进一步扩大，以包含术前 GTV 所包括的骨和结缔组织的表面（即与原发肿瘤接触的骨和/或结缔组织）。排除术前 GTV 原发肿瘤位置在术后的正常脑组织，排除骨，可依据解剖学边界进行适当裁切（例如在结缔组织处），并考虑邻近器官的剂量限值，而不是完全均匀外扩。

（三）危及器官限量

由于横纹肌肉瘤在身体的任何地方都可能发生，其危及器官限量可参照对应各部位的剂量限量。例如，对于脑膜旁横纹肌肉瘤，需保护口腔、晶状体、视网膜、脑干、颞叶、垂体、下丘脑、泪腺、腮腺和脊髓（见本指南第二章）。

脑干坏死是儿童肿瘤质子治疗尤为需要关注的，考虑到质子射程末端RBE的变化，部分射向脑干方向的射野，即便在剂量学上并未在脑干及其周边沉积超过限值的物理剂量，其生物效应仍可能由于RBE的变化而尚不明确。2014年，佛罗里达大学质子治疗中心（university of Florida health proton therapy institute，UFPTI）发布的研究显示，对脑干接受了质子治疗超过50.4 Gy（RBE）的所有患者，脑干坏死总发生率为3.8%，但对小于5岁患者，脑干坏死发生率为12.5%。截至目前，无证据表明RBE/LET的分布和脑干毒性、肿瘤复发相关。

（四）治疗计划设计及评估

治疗计划设计：PBS技术较散射式有更高适形性，且在皮肤保护也有优势。

对于前文中提到的脑干毒性，首先可考虑尽量避免使用正对脑干的射野，此外，如果无法避免使用PBS射野正对靶区后面的脑干时，则在该射野下，不在脑干和邻近脑干的靶区内布点，而依靠其他方向射野通过MFO覆盖该区域。

治疗计划评估：CTV被95%处方剂量所覆盖；应对治疗计划行鲁棒性评估。

（五）治疗实施

每次治疗时，用固定装置将患者定位在治疗床上，根据治疗情况选用三维（cone beam CT，CBCT/in-room CT），二维（正交X光），或光学体表等在线定位系统验证位置。在满足准确定位要求下，尽量减少影像定位产生的辐射剂量。

由于质子射程的高度敏感性，治疗中必须对肿瘤退缩情况严密监测。在治疗初期（0~4周），肿瘤即有可能出现显著退缩，此时应进行验证CT（verification CT）扫描，以检查肿瘤变化，尤其是在射束方向上肿瘤退缩情况。通常在治疗第3周进行验证扫描，以预留治疗计划修改时间。然而，上述策略在横纹肌肉瘤质子治疗目前已很少用于临床，因为患者目前通常首先接受化疗而非放疗。脑膜旁横纹肌肉瘤根治性放疗通常在 13 周及以后，大部分患者的肿瘤已在此化疗期间出现明显消退，故通常无需在质子射线治疗过程中修改计划。

五、质子治疗并发症

同其他放疗一样，儿童肿瘤质子治疗并发症与剂量有关，也常与体积有关。

急性型：常为急性放射综合征（acute radiation syndrome，ARS）中多器官损伤的一部分。脑部症状常发生于放疗过程中或照射后数天至 1 个月，多数在照射初期表现为头痛、恶心、呕吐、记忆力减退等症状。严重者可迅速进展至意识障碍、定向障碍、共济失调，部分可在数日内出现昏迷并死亡。消化道毒性主要表现为急性放射性食管炎（症状有吞咽困难、恶心呕吐等）、放射性胃炎（症状有腹痛、消化不良等）、放射性肠炎（症状有腹泻、便秘等）等。骨髓毒性表现为粒细胞数目减少、血小板数目减少等。

早迟发反应型：该型常发生于照射后 1~6 个月。脑部症状表现为嗜睡、恶心、呕吐、易怒、记忆力减退等，也可表现为一过性的疲劳感或局部神经系统症状的恶化，可见嗜睡综合征、脑干脑炎、肿瘤假性进展等临床亚型。

晚迟发反应型：该型出现于照射结束6个月后，又称晚发性放射性损伤。脑部常见于照射剂量大于50 Gy（RBE）者，例如，脑干坏死、神经认知障碍、神经内分泌缺陷、听力损失、视力受损、血管损伤风险增加和继发性癌症的发生。消化道方面，严重的食管炎会导致瘢痕形成和晚期食管狭窄，放射性肠炎可能也会形成长期的慢性改变。骨髓毒性方面，晚期骨骼副反应对儿童来说最严重，他们可能因骨骼生长受损/不对称而出现畸形。

六、疗效评估及随访

对所有病例，依据实体瘤临床疗效评价标准（RECIST）进行基线以及放疗后疗效评估，并记录疗效。评估内容包括：体格检查、影像学检查、肿瘤标志物（eg. AFP）等，每2~3个月监测一次，连续1年，后续每3~6个月随访1次，至少随访5年。对于转移性病变至少2~3月随访一次。

参考文献

1. Hamada N，Imaoka T，Masunaga S，et al. Recent advances in the biology of heavy-ion cancer therapy. J Radiat Res，2010，51（4）：365-383.

2. Sprave T，Verma V，Sterzing F，et al. Cost-effectiveness of carbon ion radiation therapy for skull base chordoma utilizing long-term（10-year）outcome data. Anticancer Res，2018，38（8）：4853-4858.

3. Combs SE，Hartmann C，Nikoghosyan A，et al. Carbon ion radiation therapy for high-risk meningiomas. Radiother Oncol，2010，95（1）：54-59.

4. Combs SE，Kieser M，Rieken S，et al. Randomized phase II study evaluating a carbon ion boost applied after combined radiochemotherapy with temozolomide versus a proton boost after radiochemotherapy with temozolomide in patients with primary glioblastoma：the CLEOPATRA trial. BMC Cancer，2010，10：478.

5. Takayasu Y，Kubo N，Shino M，et al. Carbon-ion radiotherapy combined with chemotherapy for head and neck mucosal melanoma：Prospective observational study. Can-

cer Med, 2019, 8（17）: 7227-7235.

6.Akbaba S, Ahmed D, Mock A, et al. Treatment outcome of 227 patients with sinonasal adenoid cystic carcinoma （ACC） after intensity modulated radiotherapy and active raster-scanning carbon ion boost: A 10-year single-center experience. Cancers （Basel）, 2019, 11 （11）.

7.Tsuji H, Ishikawa H, Yanagi T, et al. Carbon-ion radiotherapy for locally advanced or unfavorably located choroidal melanoma: A phase I/II dose-escalation study. Int J Radiat Oncol Biol Phys, 2007, 67 （3）: 857-862.

8.Mizoguchi N, Tsuji H, Toyama S, et al. Carbon-ion radiotherapy for locally advanced primary or postoperative recurrent epithelial carcinoma of the lacrimal gland. Radiother Oncol, 2015, 114 （3）: 373-377.

9.Hu J, Bao C, Gao J, et al. Salvage treatment using carbon ion radiation in patients with locoregionally recurrent nasopharyngeal carcinoma: Initial results. Cancer, 2018, 124 （11）: 2427-2437.

10.Held T, Windisch P, Akbaba S, et al. Carbon ion reirradiation for recurrent head and neck cancer: A single-institutional experience. Int J Radiat Oncol Biol Phys, 2019, 105 (4): 803-811.

11. Saitoh JI, Shirai K, Mizukami T, et al. Hypofractionat-ed carbon-ion radiotherapy for stage I peripheral non-small cell lung cancer (GUNMA0701): Prospective phase II study. Cancer Med, 2019; 8: 6644-6650.

12. Hayashi K, Yamamoto N, Nakajima M, et al. Clinical outcomes of carbon-ion radiotherapy for locally advanced non-small-cell lung cancer. Cancer Sci, 2019; 110: 734-741.

13. Anzai M, Yamamoto N, Hayashi K, et al. Safety and efficacy of carbon-ion radiotherapy alone for stage III non-small cell lung cancer. Anticancer Res, 2020; 40: 379-386.

14. Hayashi K, Yamamoto N, Karube M, et al. Feasibility of carbon-ion radiotherapy for re-irradiation of locore-gionally recurrent, metastatic, or secondary lung tumors. Cancer Sci, 2018; 5: 1562-1569.

15. Saitoh JI, Shirai K, Abe T, et al. A phase I study of hy-

pofractionated carbon-ion radiotherapy for stage III non-small cell lung cancer. Anticancer Res, 2018; 38 (2) : 885-891.

16. Shiba S, Shibuya K, Katoh H, et al. A comparison of carbon ion radiotherapy and transarterial chemoemboliza-tion treatment outcomes for single hepatocellular carcino-ma: a propensity score matching study. Radiat Oncol, 2019, 14 (1) : 137.

17. Kasuya G, Terashima K, Shibuya K, et al. Carbon-ion radiotherapy for cholangiocarcinoma: a multi-institu-tional study by and the Japan Carbon-Ion Radiation On-cology Study Group (J-CROS) . Oncotarget, 2019, 10 (43) : 4369-4379.

18. Makishima H, Yasuda S, Isozaki Y, et al. Single frac-tion carbon ion radiotherapy for colorectal cancer liver metastasis: A dose escalation study. Cancer Sci, 2019, 110 (1) : 303-309.

19. Kawashiro S, Yamada S, Okamoto M, et al. Multi-in-stitutional study of carbon-ion radiotherapy for locally advanced pancreatic cancer: Japan Carbon-Ion Radia-

tion Oncology Study Group（J-CROS） study 1403 pancreas. Int J Radiat Oncol Biol Phys, 2018, 101 （5）: 1212-1221.

20.Shinoto M, Terashima K, Suefuji H, et al. A single institutional experience of combined carbon-ion radiotherapy and chemotherapy for unresectable locally advanced pancreatic cancer. Radiother Oncol, 2018, 129（2）: 333-339.

21.Nomiya T, Tsuji H, Kawamura H, et al. A multi-institutional analysis of prospective studies of carbon ion radiotherapy for prostate cancer: A report from the Japan Carbon ion Radiation Oncology Study Group（J-CROS）. Radiother Oncol, 2016, 121（2）: 288-293.

22.Kasuya G, Tsuji H, Nomiya T, et al. Updated long-term outcomes after carbon-ion radiotherapy for primary renal cell carcinoma. Cancer Sci, 2018, 109（9）: 2873-2880.

23.Imai R, Kamada T, Araki N. Carbon ion radiation therapy for unresectable sacral chordoma: An analysis of 188 cases. Int J Radiat Oncol Biol Phys，2016，95（1）：322-327.

24. Teichman S L，Do S，Lum S，et al. Improved long-term patient-reported health and well-being outcomes of early-stage breast cancer treated with partial breast proton therapy. Cancer Medicine，2018，7（12）：6064-6076.

25. Murata H，Okonogi N，Wakatsuki M et al. Long-term outcomes of carbon-ion radiotherapy for malignant gynecological melanoma. Cancers（Basel），2019，11（4）.

26. Ladra MM，MacDonald SM，Terezakis SA. Proton therapy for central nervous system tumors in children. Pediatr Blood Cancer，2018 Jul；65（7）：e27046.

27. Tsuji H，Ishikawa H，Yanagi T，et al. Carbon-ion radiotherapy for locally advanced or unfavorably located choroidal melanoma：A phase I / II dose-escalation study. Int J Radiat Oncol Biol Phys，2007；67（3）：857-862.

28. Wang Z，Wang WW，Shahnazi K，et al. Carbon ion ra-

diation therapy for liver tumors. Practical Guides in Radiation Oncology Target Volume Delineation and Treatment Planning for Particle Therapy, 2018, 232-233.

29. Dragan T, Beauvois S, Moreau M, et al. Clinical outcome and toxicity after simultaneous integrated boost IMRT in head and neck squamous cell cancer patients. Oral Oncol, 2019; 98: 132-140.

30. Sulaiman NS, Demizu Y, Koto M, et al. Multicenter study of carbon-ion radiation therapy for adenoid cystic carcinoma of the head and neck: Subanalysis of the Japan Carbon-Ion Radiation Oncology Study Group (J-CROS) Study (1402 HN). Int J Radiat Oncol Biol Phys, 2018; 100 (3): 639-646.

31. Hayashi K, Yamamoto N, Karube M, et al. Prognostic analysis of radiation pneumonitis: carbon-ion radiotherapy in patients with locally advanced lung cancer. Radiat Oncol, 2017; 12: 91.

32. Nakajima M, Yamamoto N, Hayashi K, et al. Carbon-ion radiotherapy for non-small cell lung cancer with interstitial lung disease: a retrospective analysis. Radiat

Oncol, 2017; 12: 144.

33.Shinoto M, Yamada S, Okamoto M, et al. Carbon-ion radiotherapy for locally recurrent rectal cancer: Japan Carbon-ion Radiation Oncology Study Group (J-CROS) Study 1404 Rectum. Radiother Oncol, 2019; 132: 236-240.

34.Cuccia F, Fiore MR, Barcellini A, et al. Outcome and toxicity of carbon ion radiotherapy for axial bone and soft tissue sarcomas. Anticancer Res, 2020; 40 (5) : 2853-2859.

35.Mizumoto M, Tsuboi K, Igaki H, et al. Phase I/II trial of hypofractionated concomitant boost proton radiotherapy for supratentorial glioblastoma multiforme. Int J Radiat Oncol Biol Phys, 2010; 77: 98-105.

36.Shih HA, Sherman JC, Nachtigall LB, et al. Proton therapy for low-grade gliomas: results from a prospective trial. Cancer, 2015; 121: 1712-1719

37.Slater JD, Loredo LN, Chung A, et al. Fractionated proton radiotherapy for benign cavernous sinus meningiomas. Int J Radiat Oncol Biol Phys, 2012; 83: 633-637

38. Boskos C, Feuvret L, Noel G, et al. Combined proton and photon conformal radiother – apy for intracranial atypical and malignant meningioma. Int J Radiat Oncol Biol Phys, 2009; 75: 399-406

39. Zheng R, Zhang S, Zeng H, et al. Cancer incidence and mortality in China 2016. Journal of the National Cancer Center, 2022; 2 (1) : 1-9.

40. Fang Y, Li Z, Chen H, et al. Burden of lung cancer along with attributable risk factors in China from 1990 to 2019, and projections until 2030. J Cancer Res Clin Oncol, 2022.

41. Ma NY, Chen J, Ming X, et al. Preliminary safety and efficacy of proton plus carbon-ion radiotherapy with concurrent chemotherapy in limited-stage small cell lung cancer. Front Oncol, 2021; 11: 766822.

42. Verma V, Choi JI, Simone CB 2nd. Proton therapy for small cell lung cancer. Transl Lung Cancer Res, 2018; 7 (2) : 134-140.

43. Chang JY, Zhang X, Knopf A, et al. Consensus guidelines for implementing pencil-beam scanning proton

therapy for thoracic malignancies on behalf of the PT-COG thoracic and lymphoma subcommittee. Int J Radiat Oncol Biol Phys, 2017; 99（1）: 41-50.

44. Miyasaka Y, Komatsu S, Abe T, et al. Comparison of oncologic outcomes between carbon ion radiotherapy and stereotactic body radiotherapy for early-stage non-small cell lung cancer. Cancers（Basel）, 2021; 13（2）: 176.

45. Zhang Q, Kong L, Liu R, et al. Ion therapy guideline（Version 2020）. Prec Radiat Oncol, 2021; 5: 73-83.

46. Makita C, Nakamura T, Takada A, et al. High-dose proton beam therapy for stage I non-small cell lung cancer: Clinical outcomes and prognostic factors. Acta Oncologica, 2015; 54（3）: 307-314.

47. Nakamura N, Hotta K, Zenda S, et al. Hypofractionated proton beam therapy for centrally located lung cancer. J Med Imaging Radiat Oncol, 2019; 63: 552-556.

48. Chang JY, Verma V, Li M, et al. Proton beam radiotherapy and concurrent chemotherapy for unresectable

stage Ⅲ non-small cell lung cancer: Final results of a phase 2 study. JAMA Oncol, 2017; 3 (8) : e172032.

49. Badiyan SN, Rutenberg MS, Hoppe BS, et al. Clinical outcomes of patients with recurrent lung cancer reirradiated with proton therapy on the proton collaborative group and university of florida proton therapy institute prospective registry studies. Pract. Radiat. Oncol, 2019; 9: 280-288.

50. Hayashi K, Yamamoto N, Karube M, et al. Feasibility of carbon-ion radiotherapy for re-irradiation of locoregionally recurrent, metastatic, or secondary lung tumors. Cancer Sci, 2018; 109 (5) : 1562-1569.

51. Yamamoto N, Miyamoto T, Nakajima M, et al. A Dose Escalation Clinical Trial of Single-Fraction Carbon Ion Radiotherapy for Peripheral Stage I Non-Small Cell Lung Cancer. J Thorac Oncol, 2017; 12 (4) : 673-680.

52. Ono T, Yamamoto N, Nomoto A, et al. Long term results of single-fraction carbon-ion radiotherapy for non-

small cell lung cancer. Cancers（Basel）, 2020; 13
（1）: 112.

53. Karube M, Yamamoto N, Tsuji H, et al. Carbon-ion
re-irradiation for recurrences after initial treatment of
stage I non-small cell lung cancer with carbon-ion radio-
therapy. Radiother Oncol, 2017; 125（1）: 31-35.

54. Leeman JE, Cahlon O, et al. Practical Guides in Radia-
tion Oncology: Target Volume Delineation and Treat-
ment Planning for Particle Therapy II Proton Treatment
Planning. Springer, 2018.

55. Li Y, Kubota Y, Kubo N, et al. Dose assessment for
patients with stage I non-small cell lung cancer receiving
passive scattering carbon-ion radiotherapy using daily
computed tomographic images: A prospective study. Ra-
diother Oncol, 2020; 144: 224-230.

56. Jia S, Chen J, Ma N, et al. Adaptive carbon ion radio-
therapy for locally advanced non-small cell lung cancer:
Organ-sparing potential and target coverage. Med Phys,
2022; 49（6）: 3980-3989.

57. Li Y, Kubota Y, Tashiro M, et al. Value of three-di-

mensional imaging systems for image-guided carbon ion radiotherapy. Cancers（Basel）, 2019; 11（3）: 297.

58. Hayashi K, Yamamoto N, Nakajima M, et al. Carbon-ion radiotherapy for octogenarians with locally advanced non-small-cell lung cancer. Jpn J Radiol, 2021; 39（7）: 703-709.

59. Jethwa KR, Haddock MG, Tryggestad EJ, et al. The emerging role of proton therapy for esophagus cancer. Journal of Gastrointestinal Oncology, 2020. 11（1）: p. 144-156.

60. Solidum JGN, Rojo RD, Wo JY, et al. Proton beam therapy for esophageal cancer. Cancers, 2022. 14（16）.

61. Lin SH, Hobbs BP, Verma V, et al. Randomized phase IIB trial of proton beam therapy versus intensity-modulated radiation therapy for locally advanced esophageal cancer. Journal of clinical oncology: official journal of the American Society of Clinical Oncology, 2020. 38（14）: 1569-1579.

62.Isozaki Y, Yasuda S, Akutsu Y, et al. Salvage carbon-ion radiotherapy for isolated lymph node recurrence following curative resection of esophageal cancer. Anticancer research, 2018. 38（11）: 6453-6458.

63.Isozaki Y, Takiyama H, Bhattacharyya T, et al. Heavy charged particles for gastrointestinal cancers. J Gastrointest Oncol, 2020. 11（1）: 203-211.

64.Apisarnthanarax S, Bowen SR, Combs SE. Proton beam therapy and carbon ion radiotherapy for hepatocellular carcinoma. Semin Radiat Oncol, 2018; 28（4）: 309-320.

65.Tchelebi LT, Lehrer EJ, Trifiletti DM, et al. Conventionally fractionated radiation therapy versus stereotactic body radiation therapy for locally advanced pancreatic cancer（CRiSP）: An international systematic review and meta-analysis. Cancer, 2020; 126（10）: 2120-2131.

66.Görte J, Beyreuther E, Danen EHJ, et al. Comparative proton and photon irradiation combined with pharmacological inhibitors in 3D pancreatic cancer cultuRes,

Cancers（Basel），2020；12（11）：3216-3231.

67. Tanaka H，Miyano S，Nakamura T，et al. Molecular classification and tumor microenvironment characterization of gallbladder cancer by comprehensive genomic and transcriptomic analysis. Cancers（Basel），2021；13（4）：733-750.

68. Kobeissi JM，Simone CB 2nd，Lin H，et al. Proton therapy in the management of pancreatic cancer. Cancers（Basel），2022；14（11）：2789-2803.

69. Sai S，Kim EH，Koom WS，et al. Carbon-ion beam irradiation and the miR-200c mimic effectively eradicate pancreatic cancer stem cells under in vitro and in vivo conditions. Onco Targets Ther，2021；14：4749-4760.

70. D'Angelo FA，Antolino L，La Rocca M，et al. Adjuvant and neoadjuvant therapies in resectable pancreatic cancer：a systematic review of randomized controlled trials. Med Oncol，2016；33（3）：28-36.

71. Hyung J，Lee SS，Hwang DW，et al. Current status and future perspective of neoadjuvant therapy in locally advanced and borderline resectable pancreatic adenocar-

cinoma: a narrative review. Chin Clin Oncol, 2022; 11 (3) : 20-34.

72. Sanghvi SM, Coffman AR, Hsueh CT, et al. A phase II trial of gemcitabine and erlotinib followed by ChemoProton therapy plus capecitabine and oxaliplatin for locally advanced pancreatic cancer. J Gastrointest Oncol, 2022; 13 (4) : 1989-1996.

73. Rapp CT, Rutenberg MS, Morris CG, et al. Dose-escalated proton therapy with elective nodal irradiation and concomitant chemotherapy for unresectable, borderline resectable, or medically inoperable pancreatic cancer: a phase II trial. J Gastrointest Oncol, 2022; 13 (3) : 1395-1401.

74. Rutenberg MS, Nichols RC. Proton beam radiotherapy for pancreas cancer. J Gastrointest Oncol, 2020; 11 (1) : 166-175.

75. Liermann J, Shinoto M, Syed M, et al. Carbon ion radiotherapy in pancreatic cancer: A review of clinical data. Radiotherapy Oncol, 2020; 147 (2020) : 145-150.

76.Malouff TD，Krishnan S，Hallemeier CL，et al. Carbon ion radiotherapy in the treatment of pancreatic cance：A review. Pancreas，2020；49（6）：737-743.

77.Brunner TB，Haustermans K，Huguet F，et al. ESTRO ACROP guidelines for target volume definition in pancreatic cancer. Radiother Oncol，2021；154：60-69.

78.Koong AC，Mehta VK，Le QT，et al. Pancreatic tumors show high levels of hypoxia. Int J Rad Oncol Biol Phys，2000；48（4）：919-922.

79.Oar A，Lee M，Le H，et al. Australasian Gastrointestinal Trials Group（AGITG）and Trans-Tasman Radiation Oncology Group（TROG）guidelines for pancreatic stereotactic body radiation therapy（SBRT）. Pract Radiat Oncol，2020；10（3）：e136-e146.

80.Stefanowicz S，Stützer K，Zschaeck S，et al. Comparison of different treatment planning approaches for intensity-modulated proton therapy with simultaneous integrated boost for pancreatic cancer. Radiat Oncol，2018；22；13（1）：228-238.

81.Yu Z，Hong Z，Zhang Q，et al. Proton and carbon ion

radiation therapy for locally advanced pancreatic cancer: A phase I dose escalation study. Pancreatology. 2020; 20 (3) : 470-476.

82. Narita Y, Kato T, Takemasa K, et al. Dosimetric impact of simulated changes in large bowel content during proton therapy with simultaneous integrated boost for locally advanced pancreatic cancer. J Appl Clin Med Phys, 2021; 22 (11) : 90-98.

83. Versteijne E, van Dam JL, Suker M, et al. Neoadjuvant chemoradiotherapy versus upfront surgery for resectable and borderline resectable pancreatic cancer: Long-term results of the dutch randomized PREOPANC trial. J Clin Oncol, 2022; 40 (11) : 1220-1230

84. Sebastian M, Florian K, Thomas T, et al. Dosimetric accuracy and radiobiological implications of ion computed tomography for proton therapy treatment planning. Phys Med Biol, 2019; 64 (12) : 125008-125017.

85. Kammerer E, Guevelou JL, Chaikh A, et al. Proton therapy for locally advanced breast cancer: A systematic review of the literature. Cancer Treat Rev, 2018; 63:

19-27.

86.Teichman SL, Do S, Lum S, et al. Improved long-term patient-reported health and well-being outcomes of early-stage breast cancer treated with partial breast proton therapy. Cancer Medicine, 2018; 7（12）: 6064-6076.

87.Ovalle V, Strom EA, Shaitelman S, et al. Proton partial breast irradiation: detailed description of acute clinico-radiologic effects. Cancers, 2018; 10（4）.

88.Jimenez RB, Hickey S, DePauw N, et al. Phase II study of proton beam radiation therapy for patients with breast cancer requiring regional nodal irradiation. Journal of clinical oncology: official journal of the American Society of Clinical Oncology, 2019; 37（30）: 2778-2785.

89.Verma V, Iftekaruddin Z, Badar N, et al. Proton beam radiotherapy as part of comprehensive regional nodal irradiation for locally advanced breast cancer. Radiotherapy and oncology: journal of the European Society for Therapeutic Radiology and Oncology, 2017; 123（2）:

294-298.

90. Tran A, Zhang J, Woods K, et al. Treatment planning comparison of IMPT, VMAT and 4pi radiotherapy for prostate cases. Radiation oncology. 2017; 12（1）: 10.

91. Landry G, Hua CH. Current state and future applications of radiological image guidance for particle therapy. Medical physics, 2018; 45（11）: e1086-e1095.

92. Siva S, Pham D, Kron T, et al. Stereotactic ablative body radiotherapy for inoperable primary kidney cancer: a prospective clinical trial. BJU international. 2017; 120（5）: 623-630.

93. Cai X, Du Y, Wang Z, et al. The role of carbon ion radiotherapy for unresectable locally recurrent rectal cancer: a single institutional experience. Radiat Oncol, 2020 Aug 28; 15（1）: 209.

94. Matsunaga A, Ueda Y, Yamada S, et al. Carbon-ion beam treatment induces systemic antitumor immunity against murine squamous cell carcinoma. Cancer, 2010 Aug 1; 116（15）: 3740-3748.

95. Helm A, Ebner DK, Tinganelli W, et al. Combining

Heavy-Ion Therapy with Immunotherapy: An Update on Recent Developments. Int J Part Ther, 2018 Summer; 5 (1) : 84-93.

96. Yamada S, Takiyama H, Isozaki Y, et al. Carbon-ion radiotherapy for colorectal cancer. J Anus Rectum Colon. 2021 Apr 28; 5 (2) : 113-120.

97. Wolff HA, Wagner DM, Conradi LC, et al. Irradiation with protons for the individualized treatment of patients with locally advanced rectal cancer: a planning study with clinical implications. Radiotherapy and oncology: journal of the European Society for Therapeutic Radiology and Oncology. 2012; 102 (1) : 30-37.

98. Jeans EB, Jethwa KR, Harmsen WS, et al. Clinical implementation of preoperative short-course pencil beam scanning proton therapy for patients with rectal cancer. Advances in Radiation Oncology, 2020.

99. Shinoto M, Yamada S, Okamoto M, et al. Carbon-ion radiotherapy for locally recurrent rectal cancer: Japan Carbon-ion Radiation Oncology Study Group (J-CROS) Study 1404 Rectum. Radiotherapy and oncolo-

gy： journal of the European Society for Therapeutic Radiology and Oncology， 2019； 132： 236-240.

100.Isozaki Y， Yamada S， Kawashiro S， et al. Carbon-ion radiotherapy for isolated para-aortic lymph node recurrence from colorectal cancer. Journal of surgical oncology， 2017； 116（7）： 932-938.

101.M. Fok， S. Toh， J. Easow， et al. Proton beam therapy in rectal cancer： A systematic review and meta-analysis， Surg Oncol， 38（2021） 101638.

102.S. Yamada， H. Takiyama， Y. Isozaki， et al. Carbon ion radiotherapy for locally recurrent rectal cancer of patients with prior pelvic irradiation， Ann Surg Oncol， 29（2022） .

103.S.Y. Chung， H. Takiyama， J.H. Kang， et al. Comparison of clinical outcomes between carbon ion radiotherapy and X-ray radiotherapy for reirradiation in locoregional recurrence of rectal cancer， Sci Rep， 12（2022） 1845.

104.Okonogi N， Fukahori M， Wakatsuki M， et al. Dose constraints in the rectum and bladder following carbon-ion radiotherapy for uterus carcinoma: a retrospective pooled analysis. Radiat Oncol, 2018; 13（1）: 119.

105.Okonogi N, Wakatsuki M, Kato S, et al. Clinical outcomes of carbon ion radiotherapy with concurrent chemotherapy for locally advanced uterine cervical adenocarcinoma in a phase 1/2 clinical trial（Protocol 1001）. Cancer Med, 2018; 7（2）: 351-359.

106.Okonogi N, Wakatsuki M, Kato S, et al. A phase 1/2 study of carbon ion radiation therapy with concurrent chemotherapy for locally advanced uterine cervical squamous cell carcinoma（protocol 1302）. Int J Radiat Oncol Biol Phys, 2019; 104（3）: 631-639.

107.Ohno T, Noda SE, Murata K, et al. Phase I study of carbon ion radiotherapy and image-guided brachytherapy for locally advanced cervical cancer. Cancers（Basel）, 2018; 10（9）.

108.Nitta Y, Murata H, Okonogi N, et al. Secondary cancers after carbon-ion radiotherapy and photon beam radiotherapy for uterine cervical cancer: A comparative study. Cancer Med, 2022; 11（12）: 2445-2454.

109.Shiba S, Wakatsuki M, Kato S, et al. Carbon-ion radiotherapy for locally advanced cervical cancer with bladder invasion. J Radiat Res, 2016; 57（6）: 684-690.

110.Irie D, Okonogi N, Wakatsuki M, et al. Carbon-ion radiotherapy for inoperable endometrial carcinoma. J Radiat Res, 2018; 59（3）: 309-315.

111.Sinasac SE, Petrella TM, Rouzbahman M, et al. Melanoma of the vulva and vagina: Surgical management and outcomes based on a clinicopathologic review of 68 cases. J Obstet Gynaecol Can, 2019; 41（6）: 762-771.

112. Leiser D, Calaminus G, Maliyapa R, et al. Tumor control and quality of life in children with rhabdomyosarcoma treated with pencil beam scanning proton therapy. Radiother Oncol, 2016; 120（1）: 163-168.

113.Mohamad O, Imai R, Kamada T, et al. Carbon ion radiotherapy for inoperable pediatric osteosarcoma. Oncotarget, 2018; 9: 22976-22985.

114. Matsunobu A, Imai R, Kamada T, et al. Impact of

carbon ion radiotherapy for unresectable osteosarcoma of the trunk. Cancer, 2012; 118: 4555-4563.

115. Mattke M, Vogt K, Bougatf N, et al. High control rates of proton - and carbon-ion-beam treatment with intensity-modulated active raster scanning in 101 patients with skull base chondrosarcoma at the Heidelberg Ion Beam Therapy Center. Cancer, 2018; 124: 2036-2044.

116. Imai R, Kamada T, Araki N, et al. Carbon ion radiotherapy for unresectable localized axial soft tissue sarcoma. Cancer Med, 2018; 7（9）: 4308-4314.

117. Takakusagi Y, Serizawa I, Koge H, et al. Clinical outcomes of scanning carbon-ion radiotherapy for soft tissue sarcoma of the extremities. Anticancer Res, 2022; 42（7）: 3701-3706.

118. Ciernik IF, Niemierko A, Harmon DC, et al. Proton-based radiotherapy for unresectable or incompletely resected osteosarcoma. Cancer, 2011; 117: 4522-4530.

119. Walser M, Bojaxhiu B, Kawashiro S, et al. Clinical

outcome of sacral chordoma patients treated with pencil beam scanning proton therapy. Clin Oncol（R Coll Radiol）, 2021; 33（12）: e578-e585.

120. Holtzman AL, Rotondo RL, Rutenberg MS, et al. Clinical outcomes following dose-escalated proton therapy for skull-base chordoma. Int J Part Ther, 2021; 8（1）: 179-188.

121. Indelicato DJ, Rotondo RL, Mailhot Vega RB, et al. Local control after proton therapy for pediatric chordoma. Int J Radiat Oncol Biol Phys, 2021; 109（5）: 1406-1413.

122. Ludmir EB, Grosshans DR, McAleer MF, et al. Patterns of failure following proton beam therapy for head and neck rhabdomyosarcoma. Radiother Oncol, 2019; 134: 143-150.

123. Buszek SM, Ludmir EB, Grosshans DR, et al. Disease control and patterns of failure after proton beam therapy for rhabdomyosarcoma. Int J Radiat Oncol Biol Phys, 2021; 109: 718-725.

124. Bradley JA, Indelicato DJ, Uezono H, et al. Patterns

of failure in parameningeal alveolar rhabdomyosarcoma. Int J Radiat Oncol Biol Phys, 2020; 107: 325-333.

125. Indelicato DJ, Rotondo RL, Krasin MJ, et al. Outcomes following proton therapy for group III pelvic rhabdomyosarcoma. Int J Radiat Oncol Biol Phys, 2020; 106: 968-976.

126. Parekh AD, Indelicato DJ, Vega RBM, et al. Proton radiotherapy for infant rhabdomyosarcoma: Rethinking young age as an adverse prognostic factor. Radiother Oncol, 2021; 163: 215-220.

127. Mizumoto M, Murayama S, Akimoto T, et al. Preliminary results of proton radiotherapy for pediatric rhabdomyosarcoma: a multi-institutional study in Japan. Cancer Med, 2018; 7: 1870-1874.

128. Indelicato DJ, Rotondo RL, Mailhot Vega RB, et al. 45 GyRBE for group III orbital embryonal rhabdomyosarcoma. Acta Oncol, 2019; 58: 1404-1409.

129. Laughlin BS, Golafshar MA, Ahmed S, et al. Early experience using proton beam therapy for extremity soft tissue sarcoma: a multicenter study. Int J Part Ther,

2022; 9 (1) : 1-11.

130. Weber DC, Habrand JL, Hoppe BS, et al. Proton therapy for pediatric malignancies: Fact, figures and costs. A joint consensus statement from the pediatric subcommittee of PTCOG, PROS and EPTN. Radiother Oncol, 2018; 128 (1) : 44-55.

131. Mizumoto M, Fuji H, Miyachi M, et al. Proton beam therapy for children and adolescents and young adults (AYAs) : JASTRO and JSPHO Guidelines. Cancer Treat Rev, 2021; 98: 102209.

132. Laprie A, Bernier V, Padovani L, et al. Guide for paediatric radiotherapy proceduRes, Cancer Radiother, 2022; 26 (1-2) : 356-367.

133. Ladra MM, MacDonald SM, Terezakis SA. Proton therapy for central nervous system tumors in children. Pediatric Blood & Cancer, 2018; 65 (7) : e27046.

134. Constine LS, Ronckers CM, Hua CH, et al. Pediatric Normal Tissue Effects in the Clinic (PENTEC) : an international collaboration to analyse normal tissue radiation dose-volume response relationships for paediatric

cancer patients. Clin Oncol（R Coll Radiol），2019；
31（3）：199-207.

135. 樊代明.中国肿瘤整合诊治指南（CACA）.天津：
天津科学技术出版社，2022.

136. 樊代明.整合肿瘤学·临床卷.北京：科学出版社，
2021.

137. 樊代明.整合肿瘤学·基础卷.西安：世界图书出版
西安有限公司，2021.